QUE SAIS-JE ?

Les virus émergents

ANTOINE GESSAIN
Médecin et virologue à l'Institut Pasteur

JEAN-CLAUDE MANUGUERRA
Vétérinaire et virologue à l'Institut Pasteur

ISBN 2 13 055543 8

Dépôt légal — 1re édition : 2006, mars

6, avenue Reille, 75014 Paris

INTRODUCTION

De très nombreuses maladies infectieuses, qu'elles soient d'origine virale, bactérienne ou parasitaire, ont toujours accompagné l'espèce humaine. Elles ont, en particulier dans le cadre des nombreuses épidémies, ainsi influé, et dans certains cas, façonné de façon très importante la dynamique évolutive des populations humaines des derniers millénaires. Ces maladies infectieuses ont eu un impact non seulement au niveau de la génétique des individus eux-mêmes – les plus résistants à une maladie donnée ayant tendance à survivre –, mais aussi sur des populations entières en entravant diverses activités humaines. Ainsi, et à titre d'exemples plutôt récents, des essais de colonisation de nouvelles terres ont été freinés pendant des décennies par la pression de certains agents infectieux, tels le virus de la fièvre jaune en Amérique du Sud. De même, le développement de nombreuses villes a été, à certaines périodes, considérablement ralenti par l'influence de maladies transmissibles ; de nombreuses guerres ont vu leur issue modifiée par des maladies infectieuses, en particulier bactériennes, dans un camp donné.

L'impact de ces agents infectieux et des maladies associées a été considérable dans certaines situations. Citons les 40 millions de morts (2 % de la population mondiale à l'époque) liés à la pandémie de grippe espagnole qui sévit en 1918-1919 et qui fit donc plus de décès que la guerre de 1914-1918. Citons aussi les terribles épidémies de peste noire qui décimèrent près de 20 % de la population française au XIVe siècle. Outre ces événements exceptionnels, il faut souligner l'importance de l'effet continu et récurrent de ces maladies infectieuses dans la mortalité infantile mais aussi chez les femmes, en particulier lors des accouchements. Rappelons simplement que la rougeole et le paludisme tuent encore actuellement plusieurs millions d'enfants chaque année dans les régions tropicales.

Depuis la fin du XIXe siècle, des efforts énormes ont été entrepris pour lutter contre les agents infectieux responsables de maladies humaines, avec un succès phénoménal, surtout dans les pays occidentaux.

Le développement des conditions d'hygiène, notamment de la qualité de l'eau de boisson, une meilleure alimentation, l'avènement et la généralisation des vaccinations, l'utilisation large des insecticides puis des antibiotiques ne sont que quelques-unes des mesures qui aboutirent à une diminution drastique (plus de 80-90 % dans certains cas) de la part des maladies infectieuses dans la morbidité et la mortalité des êtres humains. Ces modifications permirent l'augmentation de l'espérance de vie, observée dans la plupart des pays du monde, au cours du XXe siècle. Ainsi, en un siècle, l'espérance de vie est passée de 30/40 ans dans beaucoup de pays européens et au Japon à environ 75 ans actuellement. De façon parallèle, on a assisté, surtout dans les pays occidentaux, mais aussi en Amérique du Sud par exemple, à l'augmentation de la part des maladies non infectieuses : cancers, maladies de surcharge (diabète, hypertension...), maladies neuro-dégénératives et, surtout, affections cardiovasculaires.

Ainsi, dans les années 1950-1960, l'opinion largement répandue dans les pays occidentaux était que les maladies infectieuses allaient être de mieux en mieux maîtrisées et ne représentaient plus, pour les acteurs de la santé publique, la priorité. Le succès, obtenu par l'OMS, de l'éradication de la variole de la surface du globe en 1977 ne fit que renforcer cette idée. La priorité était alors de lutter contre les cancers et les maladies cardio-vasculaires.

En moins de cinquante ans, la situation a réellement beaucoup changé. De nombreuses nouvelles maladies infectieuses sont apparues (VIH/SIDA, fièvre hémorragique d'Ebola...), d'autres ont resurgi dans des régions d'où elles avaient été éradiquées ou tout au moins maîtrisées (tuberculose, choléra...), enfin quelques-unes ont vu leur distribution géographique s'accroître de façon très importante (dengue, encéphalite à virus West Nile...). Parallèlement à l'émergence réelle de nouveaux agents infectieux, on assiste à une augmentation de la résistance de nombreuses bactéries et parasites connus aux antibiotiques et molécules antiparasitaires.

La part des infections liées à un virus dans ces nouvelles maladies infectieuses émergentes est majeure, représentant, en effet, plus des deux tiers de celles-ci, découvertes durant ces quarante dernières années.

Certains de ces virus émergents et des maladies associées ont eu un impact énorme au niveau de la santé publique ainsi qu'au niveau socio-économique. Rappelons que l'espérance de vie dans de nombreux pays d'Afrique centrale et australe (tels l'Ouganda ou le Botswana) a chuté, depuis le début de l'épidémie de SIDA/VIH en 1980, de dix à vingt ans selon les régions avec des conséquences économiques et socioculturelles absolument considérables. Par ailleurs, on a estimé à près de 50 milliards de dollars le coût de l'épidémie du syndrome respiratoire aigu sévère (SRAS) en Asie du Sud-Est. Il est aussi intéressant de noter que cette maladie virale, qui fit moins de 800 morts, dont près de 700 uniquement en Chine (chiffre comparable à de nombreuses épidémies et catastrophes qui passent souvent presque inaperçues), a paralysé

Tableau 1. – **Principaux agents infectieux et maladies infectieuses associées découverts ces quarante dernières années**

Année	*Nom de l'agent*	*Nature et structure du génome*	*Maladie associée*
1969	Lassa	Virus ARN	Fièvre hémorragique
1971	Marburg	Virus ARN	Fièvre hémorragique
1972	Norwalk	Virus ARN	Gastro-entérite
1973	*Rotavirus*	Virus ARN	Diarrhée, gastro-entérite infantile
1975	*Astrovirus*	Virus ARN	Diarrhée
1975	*Parvovirus B19*	Virus ADN	Megalérythème épidémique, polyarthrite...
1976	*Cryptosporidium parvum*	Parasite	Diarrhée
1976	Ebola	Virus ARN	Fièvre hémorragique
1976	*Legionella pneumophila*	Bactérie	Maladie des légionnaires
1976	Hantaan	Virus ARN	Fièvre hémorragique avec syndrome rénal
1977	*Campylobacter sp*	Bactérie	Diarrhée
1980	HTLV-1	Virus ARN	Leucémie à cellules T de l'adulte, paraplégie spastique
1981	Staphylocoque doré producteur de toxine	Bactérie	Syndrome du choc toxique
1982	HTLV-2	Virus ARN	Paraplégie spastique
1982	*Borrelia burgdorferi*	Bactérie	Maladie de Lyme
1982	*Escherichia coli O157:H7*	Bactérie	Colite hémorragique
1983	VIH-1	Virus ARN	Syndrome d'immuno-déficience acquise
1983	*Helicobacter pylori*	Bactérie	Ulcère gastrique, gastrite, cancer gastrique
1985	VIH-2	Virus ARN	Syndrome d'immuno-déficience acquise
1988	*Human herpesvirus 6*	Virus ADN	Roséole de la petite enfance
1989	Virus de l'hépatite C	Virus ARN	Hépatite virale, cancer du foie
1990	*Human herpesvirus 7*	Virus ARN	Roséole

Année	Nom de l'agent	Nature et structure du génome	Maladie associée
1990	Virus de l'hépatite E	Virus ARN	Hépatite virale
1990	Guanarito	Virus ARN	Fièvre hémorragique du Venezuela
1992	*Vibrio Cholerae O139:H7*	Bactérie	Choléra
1993	*Sin Nombre*	Virus ARN	Syndrome pulmonaire à hantavirus
1993	Virus de l'hépatite G	Virus ARN	Hépatite virale
1994	Sabia	Virus ARN	Fièvre hémorragique du Brésil
1994	Human herpesvirus 8	Virus ADN	Sarcome de Kaposi, lymphome des séreuses
1994	Hendra	Virus ARN	Encéphalite
1997	Virus grippale H5N1	Virus ARN	Grippe aviaire transmissible à l'homme
1998	Nipah	Virus ARN	Encéphalite
2001	*Métapneumovirus*	Virus ARN	Maladie respiratoire
2003	Coronavirus du SRAS	Virus ARN	Syndrome respiratoire aigu sévère
2004	Coronavirus NL63...	Virus ARN	Maladie respiratoire

totalement, pendant plusieurs mois le tourisme et une partie des échanges commerciaux dans ces régions. Le virus du Nil occidental et les encéphalites associées sont devenus en moins de deux ans, à partir de 1999, un problème de santé publique aux États-Unis. Le virus de la grippe aviaire qui fait planer, depuis 2005, un risque réel de terrible épidémie humaine a une forte influence sur les décisions politiques dans les domaines de la santé publique humaine et animale de nombreux pays. La diffusion potentielle de ce virus est responsable de la destruction massive par l'homme, dans un but préventif, de plusieurs dizaines de millions de volailles aussi bien en Asie du Sud-Est que dans certains pays européens.

Ces virus et les maladies émergentes associées ont très souvent fait la Une des plus grands médias, qu'il s'agisse de la télévision, des journaux, des magazines ou d'Internet. Les causes inconnues ou mal connues de l'émergence chez l'homme de ces virus, ainsi que le caractère parfois mortel des maladies associées contre lesquelles il n'existe souvent aucun traitement, ont captivé l'attention du public. La diffusion épidémique parfois très rapide, le caractère souvent exotique de ces virus (forêt d'Afrique centrale pour le virus Ebola, Chine pour le SRAS...) et le fait qu'il ne soit pas toujours aisé de découvrir l'identité de l'animal réservoir du virus ont constitué un cocktail soulevant de nombreuses interrogations et source de panique bien compréhensible.

Enfin, ces virus et les maladies qu'ils provoquent ont souvent pris de court, inquiété, mais aussi fait travailler dans des conditions nouvelles et parfois exceptionnelles de collaborations internationales les milliers de chercheurs, de vétérinaires et de médecins impliqués.

Comment définir ces virus émergents ? Actuellement, la majorité des acteurs – médecins et scientifiques – travaillant dans ce domaine en pleine expansion considèrent que les virus émergents et les maladies humaines associées entrent schématiquement dans trois catégories :

– *Les virus réellement nouveaux dans l'espèce humaine,* dont la présence résulte en général d'une transmission interespèces. Ils étaient préexistants chez une espèce animale. Ils sont transmis initialement à l'homme à partir de ce réservoir animal. Le VIH et le SIDA avec les réservoirs simiens de virus très proches (SIV), le coronavirus du SRAS avec les possibles réservoirs chez des civettes et/ou certaines chauves-souris en sont deux exemples récents typiques. Dans certains cas, le réservoir reste encore mal connu ou inconnu. Ainsi, une équipe française vient de découvrir, en 2005, que certaines espèces de chauves-souris frugivores constituaient très probablement le réservoir du virus Ebola en Afrique centrale, virus dont les récentes flambées épidémiques ont été responsables de plusieurs centaines de décès chez l'homme et probablement de plusieurs milliers de morts chez les grands singes, gorilles et chimpanzés.

– *Les maladies humaines connues dont on découvre que l'agent étiologique est un virus* nouveau ou non. C'est le cas de certaines hépatites et du virus de l'hépatite C. Il s'agit aussi du sarcome de Kaposi qui devient, sur un mode épidémique, le cancer le plus fréquent dans de nombreux pays d'Afrique et dont la cause récemment découverte est un nouvel herpèsvirus humain, l'HHV-8. On peut parler, dans ce cas, d'émergence de connaissance.

– *Les virus déjà connus, associés à des maladies connues, mais dont le caractère épidémique est anormal* ou dont la distribution géographique change brusquement et atteint des zones où ces virus et maladies étaient inconnus. Il s'agit par exemple de l'émergence et de la rapide diffusion du virus du Nil occidental sur le continent américain et des graves encéphalites associées ou la récente épidémie, début 2006, de fièvre liée au virus appelé chykungunya dans l'île de la Réunion. Cela inclut aussi la réapparition de maladies virales dans certaines populations à risque plus sensibles mais aussi le grave problème de la résistance progressive de certains virus aux médicaments antiviraux liés à une pression de sélection et à une adaptation du génome viral.

Chapitre I

LES VIRUS

I. – Définition

Mot latin signifiant « poison », *virus* a été retenu pour décrire des entités physico-chimiques capables de se multiplier mais qui ont absolument besoin d'un hôte pour cela. Appliqué sans discernement aux agents pathogènes jusqu'au début du XXe siècle, le terme s'est forgé son sens moderne à mesure qu'ils ont été décrits. Les virus ont d'abord été définis par leur taille très petite – de quelques dizaines de nanomètres (nm) à 300 nm –, en comparaison des bactéries. L'avènement de la microscopie électronique a permis de les voir tandis que l'étude de leur structure et composition chimique a permis d'élaborer une véritable définition que nous devons à André Lwoff, prix Nobel de médecine. Lorsqu'il est en dehors de son hôte (la cellule qu'il parasite et infecte), un virus est une particule inerte, qui ne possède ni métabolisme propre (la respiration, par exemple), ni capacité de multiplication, ni donc de possibilité d'existence autonome. Il diffère en cela d'une bactérie qui peut se développer de façon autonome dans un milieu adapté inerte. Dès 1953, André Lwoff définissait ainsi un virus :

« – un virion ne renferme ni cytoplasme, ni noyau, mais associe de l'acide nucléique et des protéines dans une structure définie et constante, qui possède des éléments de symétrie ;

« – un virion ne renferme qu'un type d'acide nucléique ADN ou ARN ;
« – il est incapable de croître ou de se diviser. Il se reproduit uniquement à partir de son matériel génétique, l'acide nucléique ;
« – un virus est un parasite absolu de la cellule, puisqu'il possède l'information nécessaire à la synthèse de ses propres constituants, mais n'a pas les moyens d'exprimer cette information. »

De manière générale et très schématique, les virus sont constitués d'un acide nucléique (ADN ou ARN) qui peut être entouré de plusieurs exemplaires d'une protéine dite nucléoprotéine. Cet ensemble est protégé par une capside protéique (sorte de coque). Pour les virus enveloppés, une bicouche lipidique empruntée à la cellule hôte contient le tout et porte à sa surface des glycoprotéines, le plus souvent impliquées dans les phases d'entrée du virus (c'est-à-dire lorsqu'il pénètre la cellule hôte). Les virus enveloppés sont généralement plus fragiles dans le milieu extérieur que les virus nus.

La classification des virus peut être échafaudée de plusieurs façons en prenant en compte leur géométrie, la présence ou non d'enveloppe, la nature de leurs hôtes, leur mode de transmission ou encore le type de maladie qu'ils causent. La taxonomie actuelle repose sur le type d'acide nucléique qui compose son génome (ADN ou ARN) et la façon de fonctionner de ce dernier. À cette classification proposée par David Baltimore, peuvent s'ajouter des critères de forme et de structure qui permettent d'affiner la classification.

Une vue générale de la classification virale est présentée sur le tableau 2, p. 17. Par exemple, le virus de la variole du singe dit virus du monkeypox a un patrimoine génétique constitué d'ADN double brin

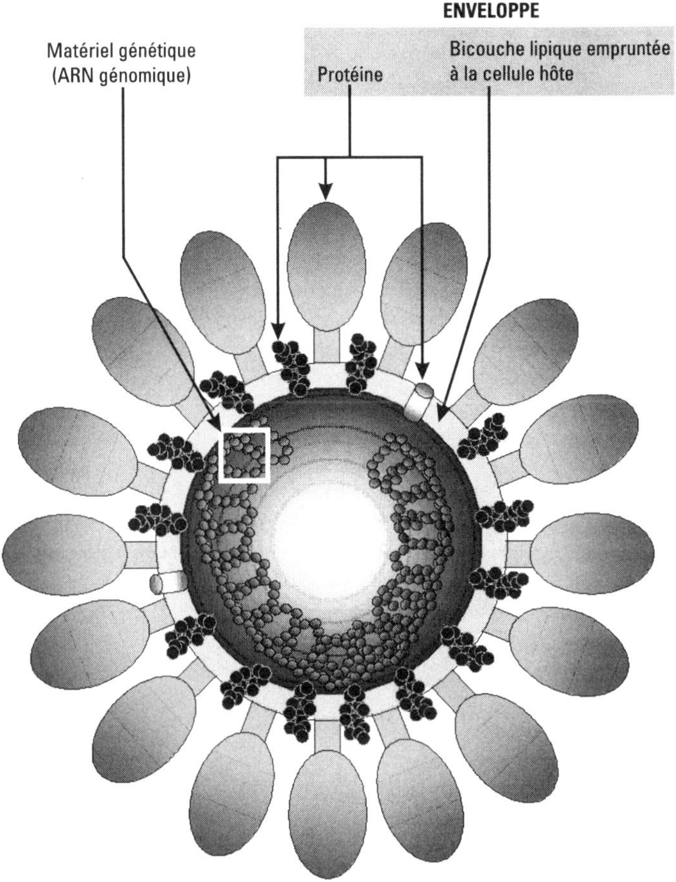

Fig. 1. – Représentation schématique du coronavirus, agent étiologique du SRAS

non segmenté, et il est enveloppé ; le virus chikungunya est constitué d'un ARN simple brin de polarité (ou sens) positive, non segmenté, et il est enveloppé. Le virus de la grippe est un virus à ARN simple brin de polarité négative, segmenté et enveloppé.

Les virus sont regroupés ou classés en familles, sous-familles (quelquefois) et genres. Par exemple, le virus de la fièvre jaune est classé dans le genre des *Flavivirus* qui se trouve dans la famille des *Flaviviridae* tandis que le virus du monkeypox est classé dans la famille des *Poxviridae,* la sous-famille *Chordopoxvirinae* et dans le genre *Orthopoxvirus.* Certains termes couramment employés comme le mot « arbovirus » pour « *Ar*thropod *Bo*rne *Virus* » regroupent des virus selon des spécificités communes (hôte vectoriel arthropode, c'est-à-dire principalement insectes et tiques) mais qui ne recouvrent pas la classification.

Les virus commencent leur cycle de multiplication en se fixant sur leur cellule hôte par l'intermédiaire d'un récepteur plus ou moins spécifique après une phase de reconnaissance. Quel que soit le virus, ce dernier doit ensuite faire pénétrer son matériel génétique dans le cytoplasme de la cellule hôte, voire dans son noyau dans un deuxième temps. Certains virus accomplissent cette étape de pénétration à la surface de la cellule, d'autres après être entrés dans une vésicule « avalée » par la cellule. Ensuite, le matériel viral se multiplie et est transcrit pour que commence la synthèse des protéines virales. Les éléments viraux nouvellement synthétisés se regroupent pour former de nouvelles particules qui sont libérées soit par lyse de la cellule infectée, soit par bourgeonnement.

Selon leur mode de réplication, les virus peuvent causer des maladies aiguës ou chroniques. Certains sont même capables de latence soit en intégrant leur intermédiaire ADN dans le matériel génétique de la cel-

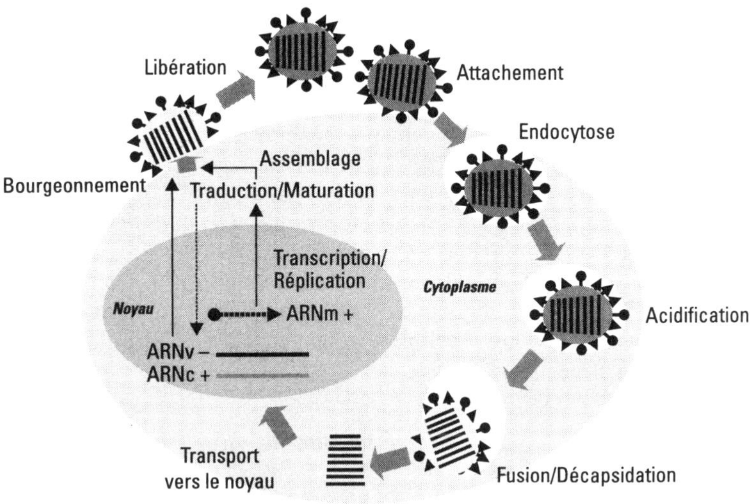

Fig. 2. – Cycle viral (exemple du virus grippal)

lule (provirus), comme les rétrovirus, soit en restant sous la forme d'un élément génétique cytoplasmique (épisome), comme les herpèsvirus.

Les virus ne découlent pas d'un ancêtre commun à tous et pour cela ils sont dits polyphylétiques. L'origine des virus demeure une affaire débattue et trois théories principales s'affrontent. La première est peut-être la plus intrigante du point de vue de l'histoire biologique de la Terre. On considère aujourd'hui comme probable qu'une vie primordiale basée sur l'ARN ait existé en premier et que les virus soient des restes de ce monde primordial précellulaire.

Selon une deuxième théorie, les virus proviennent de micro-organismes pathogènes cellulaires tels que les bactéries qui ont subi un processus de « rétrogression » (une diminution de complexité au cours de leur évolution). Cette théorie appelée l'hypothèse rétrograde est, actuellement, presque totalement rejetée.

Enfin, selon une troisième théorie, les ancêtres viraux seraient des éléments génétiques cellulaires qui « se seraient échappés ». Cette hypothèse est la théorie aujourd'hui largement admise parce qu'elle regroupe la plupart des arguments empiriques. Cependant, cette « théorie endogène » s'applique difficilement aux virus à ARN. En effet, ces derniers recourent à l'action d'une ARN polymérase, ARN dépendante qui n'existe pas dans leurs cellules hôtes supposées être leurs ancêtres.

II. – Les réservoirs de virus

Dans le domaine très vaste des agents infectieux (virus, bactéries, parasites), la notion de réservoir est absolument essentielle. En effet, la connaissance du (ou des) réservoir(s) d'un microbe donné permet non seulement de mieux comprendre ses modes de transmission, son écologie, sa pathogénicité, mais surtout de mettre en place des actions de santé publique visant à contrôler et à maîtriser l'émergence et la diffusion d'un agent infectieux et donc de la maladie qui lui est associée.

De nombreuses définitions plus ou moins restrictives, et parfois même contradictoires, peuvent s'appliquer au terme de « réservoir ». D'après le *Dictionnaire médical Flammarion,* il s'agit d'un « animal qui héberge le même agent pathogène que celui qui détermine la maladie humaine ». À titre d'exemple, cela s'applique, dans le cadre des virus, au renard pour la rage ou, dans le cadre de parasites, au chat pour la toxoplasmose, ou encore à certains rongeurs pour la leptospirose (la « maladie des égoutiers »), dans le

Tableau 2. – **Classification des principales familles virales en médecine humaine**

Type d'acide nucléique	*Nombre de brins d'acide nucléique*	*Sens* (1)	*AN en plusieurs segments*	*Présence d'une enveloppe*	*Absence d'une enveloppe*
ADN	Double brin (2)			*Baculoviridae, Iridoviridae*	*Adenoviridae, Caulimoviridae, Myoviridae, Phycodnaviridae, Tectiviridae, Papovaviridae* (papillomavirus : V. des verrues)
				Herpesviridae (herpès simplex 1 et 2, Varicelle Zona, **HHV-8**)	
				Poxviridae (Variole, **Monkeypox**)	
	Simple brin				*Circoviridae, Parvoviridae*
	Double brin / Simple brin			*Hepadnaviridae* (hépatite B)	
ARN	Double brin		Non	*Cystoviridae*	
			Oui		*Birnaviridae, Reoviridae (Rotavirus)*
	Simple brin	Positif	Non	*Coronaviridae* (**SRAS**), *Flaviviridae* (fièvre jaune, dengue, **West Nile,** hépatite C), *Togaviridae* (rubéole, l'alphavirus **chikungunya**)	*Astroviridae, Caliciviridae, Picornaviridae* (poliomyélite), *Potyviridae*
		Négatif	Oui	*Orthomyxoviridae* (**Grippe**)	
		Négatif et ambisens	Oui	*Arenaviridae* (Fièvre de Lassa, **Junin, Machupo**)	
				Bunyaviridae (hantavirus **Sin Nombre**)	
		Négatif	Non	*Filoviridae* (**Ebola**), *Paramyxoviridae* (virus **Nipah**), *Rhabdoviridae* (rage)	
ARN avec provirus	Simple brin (deux copies de même sens)	Positif	Non	*Retroviridae* (**VIH, HTLV-1**)	

(1) Le sens positif correspond aux ARN directement infectieux : quand ils sont introduits dans une cellule, le cycle viral peut démarrer immédiatement ; le sens négatif correspond aux ARN non infectieux : s'ils sont introduits seuls dans une cellule, le cycle viral ne peut pas démarrer. Ils doivent être accompagnés par des protéines virales capables de les copier en ARN positifs.

(2) Double brin : il y a deux brins, un positif et un négatif.

Les noms en **gras** correspondent à certains des virus émergents qui sont décrits dans cet ouvrage.

cadre d'une infection bactérienne. De très nombreuses maladies émergentes, en particulier virales (SRAS, grippe aviaire, Nipah/Hendra, Hantavirus...) sont à l'origine des zoonoses, c'est-à-dire *stricto sensu* des infections, associées souvent à une maladie, qui circulent naturellement chez des animaux réservoirs. Le passage de ces zoonoses de l'animal à l'homme est donc associé à un franchissement de la barrière d'espèce. Aujourd'hui on considère comme zoonose toutes les maladies humaines d'origine animale.

Pour certains, l'hôte réceptif, c'est-à-dire l'organisme receveur de l'agent infectieux, doit être, par définition, une espèce différente de l'hôte réservoir, le réservoir de virus étant alors défini comme un animal qui héberge un virus et qui peut le transmettre à un autre organisme d'une espèce différente. Cela s'applique dans la très grande majorité des cas ; rappelons cependant qu'il n'existe pas d'hôte animal réservoir pour les virus de la rougeole, de la rubéole, de la varicelle ou encore de la variole. Le réservoir naturel est, ici, l'homme. C'est la raison du succès de l'éradication de la variole par isolement des cas et vaccination car il n'y a pas de réintroduction possible par l'intermédiaire d'un animal réservoir. C'est aussi pourquoi l'OMS prévoit à moyen terme l'éradication de la rougeole chez l'homme.

Souvent, et plus particulièrement dans le domaine de la virologie, la notion de porteur asymptomatique chez l'hôte réservoir est sous-entendue. Dans ce cas, le virus ne provoque pas de maladie chez l'animal qui l'héberge. Cependant, c'est à partir d'un tel animal, naturellement infecté, qu'un homme peut se contaminer. Un tel événement de transmission interespèces survient souvent lors de contacts directs avec des fluides biologiques infectés comme les urines ou la salive d'un animal, ou par des aliments souillés.

Dans d'autres cas, l'hôte naturel infecté, à partir duquel l'homme va être contaminé, est aussi malade. Ainsi, pour la rage canine ou vulpine, un animal enragé va être la source de la contamination virale. L'exemple de la rage est cependant plus complexe car il semblerait – sans confirmation absolue – que certaines chauves-souris puissent être porteuses asymptomatiques de virus rabiques. Quoi qu'il en soit, il est fréquent que de nombreux animaux différents soient tous les réservoirs d'un même virus : le renard, le fennec, le raton laveur, le chacal, mais aussi de nombreuses chauves-souris, en particulier d'Amérique du Sud, sont tous des réservoirs de virus rabique, chacun dans une région géographique différente.

Le réservoir animal peut aussi être le vecteur de la maladie, c'est-à-dire celui qui assure le passage d'un agent infectieux d'un hôte infecté à un hôte cible, dit réceptif. Pour certains, le réservoir animal ne peut être qualifié de vecteur que si le virus s'amplifie également en son sein. Les vecteurs sont souvent des arthropodes (tiques et insectes), qui peuvent être aussi parfois les réservoirs naturels des virus qu'ils transmettent. Ainsi, dans le cadre du virus amaril, responsable de la fièvre jaune, le moustique est à la fois le vecteur et le réservoir. Le virus amaril infecte en effet de façon permanente le moustique qui est transmis à l'homme (hôte cible) par la piqûre du même moustique. Un autre exemple est celui de la rage où un renard enragé est à la fois le réservoir et le vecteur du virus rabique.

Les réservoirs ne sont, bien sûr, pas exclusivement des animaux. De façon plus large, un réservoir peut être défini comme tout être vivant ou tout milieu organique ou inorganique hébergeant et favorisant le développement de micro-organismes pathogènes susceptibles d'être transmis à l'homme ou à l'animal. Pour le choléra, on peut ainsi considérer que les eaux saumâtres du golfe du Bengale constituent un véritable réservoir environnemental car le vibrion cholérique y vit et s'y développe, associé à du plancton.

De façon encore plus générale, on peut considérer qu'un réservoir est défini comme une ou plusieurs populations ou environnements épidémiologiquement liés, dans lesquels l'agent infectieux pathogène peut être maintenu de façon permanente et à partir desquels une infection est transmise à une population cible définie. La notion de population du réservoir peut coïncider ou non avec celle de la population cible et peut inclure des espèces de vecteur. Ainsi, pour le virus de la fièvre jaune, s'il existe en Afrique un cycle selvatique avec circulation chez les singes et un cycle urbain avec circulation virale chez l'homme, il été démontré que le moustique vecteur constitue en fait le véritable réservoir : le virus passe dans les ovaires des moustiques et est présent dans leurs œufs, donc dans leur descendance.

La notion de « plusieurs populations ou environnements ayant un lien épidémiologique » est intéressante car elle marque l'importance des interrelations écologiques et environnementales comme facteurs favorisant la transmission, donc l'émergence. Un animal donné peut être le réservoir naturel d'un virus, mais, sans un contexte écologique et environnemental particulier, la transmission à une population cible ne pourra se faire.

III. – Les cycles épidémiologiques des virus

Les virus peuvent se répliquer chez un ou plusieurs hôtes. Leur spectre d'hôtes peut être très large comme pour les virus grippaux aviaires (un grand nombre d'espèces différentes d'oiseaux peuvent être infectées) ou encore le virus rabique ; au contraire, il peut être très étroit comme pour la rougeole. Il existe plusieurs schémas de cycles épidémiologiques pour les virus selon qu'une ou plusieurs espèces hôtes ou qu'un vecteur arthropode interviennent. Plusieurs types de cycle ne font pas intervenir de vecteur arthropode : cycles intraspécifiques simples, cycles simples avec échappement, cycles mixtes. De même, pour les arbovirus, les cycles peuvent être simples à vecteur, mixtes à vecteur ou encore complexes.

A – Cycle simple intraspécifique : exemple du virus de la rougeole *(Mononegavirales, Paramyxoviridae, Paramyxovirinae, Morbillivirus).*

Les données actuelles suggèrent que le virus de la rougeole est issu de la transmission, aux environs de 5 000 à 8 000 ans avant notre ère, du virus de la peste bovine à la suite de la domestication des ruminants au néolithique. Le virus évolue depuis lors chez l'homme et s'est différencié de son plus proche parent. Il ne circule que chez l'homme selon un cycle simple. Il n'a donc pas de réservoir animal.

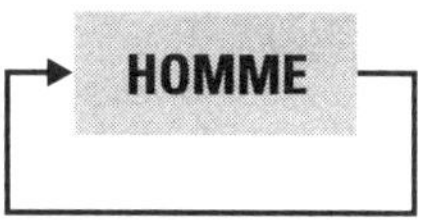

B – Cycle simple avec « échappement » : exemple de l'hantavirus *sin nombre (Bunyaviridae, Hantavirus).*

L'exemple du virus *sin nombre* est détaillé p. 43. Dans le cas d'un cycle simple avec échappement, le virus circule chez une seule espèce hôte. À l'occasion d'événements affectant le milieu dans lequel elle évolue, des individus de cette espèce peuvent entrer en contact indirect via leurs urines, par exemple avec l'homme, rendant possible la transmission de leur virus à ce dernier.

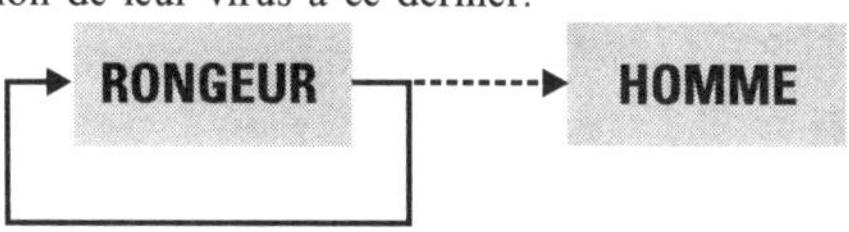

C – Cycle simple à vecteur : exemple du virus de la dengue *(Flaviridae, Flavivirus).*

La dengue est une arbovirose dont le cycle ne fait intervenir que l'homme comme hôte vertébré. La transmission se réalise par l'intermédiaire d'un moustique vecteur, principalement du genre *Stegomya* (ex-genre *Aedes*), en particulier *Stegomya aegypti*. Dans certains endroits du monde, il a été montré que des singes peuvent aussi être infectés et servir de source de contamination pour des moustiques non infectés. L'aire de distribution de la dengue dépend de celle des moustiques vecteurs, mais seulement en partie car ces derniers peuvent être présents sans que le virus de la dengue ne circule chez l'homme.

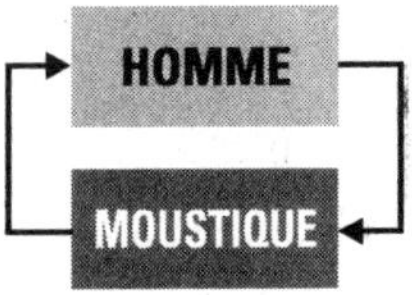

D – Cycle mixte à vecteur : exemple du virus de la fièvre jaune *(Flaviviridae, Flavivirus)*.

Le virus de la fièvre jaune circule chez les singes et chez l'homme et la transmission entre individus est réalisée par l'intermédiaire d'un moustique appartenant principalement aux genres *Stegomya* (ex-genre *Aedes*) ou *Haemagogus* (en Amérique du Sud seulement). Chez le moustique femelle infecté, le virus se transmet à la descendance et assure ainsi la pérennisation du virus, les œufs étant capables de résister entre deux saisons humides. Le moustique est le véritable réservoir du virus amaril. Il existe trois types de cycles de transmission : selvatique (fièvre jaune de brousse), intermédiaire et urbain.

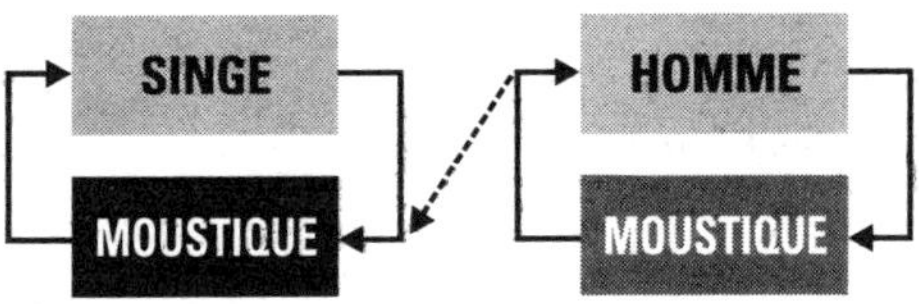

E – Cycle complexe à vecteurs : exemple du virus de l'encéphalite équine de l'Ouest *(Togaviridae, Alphavirus)*.

L'encéphalite équine de l'Ouest porte ce nom car elle fut d'abord décrite chez des chevaux sur la côte ouest des États-Unis. Quelquefois, il existe des cas humains. En réalité, le virus circule de manière générale chez des rongeurs entre lesquels la transmission se réalise via des tiques et chez des oiseaux pour lesquels la transmission s'effectue par l'intermédiaire d'acariens. Les passages du cycle *rongeurs* au cycle *oiseaux* surviennent à l'occasion d'un changement d'hôte inopiné de la part des arthropodes infectés. C'est à partir du cycle aviaire que peut démarrer un nouveau cycle chez le cheval ou chez l'homme. Ces introductions arrivent lorsqu'un moustique ornithophile rencontre un cheval ou un homme. Contrairement au virus du Nil occidental (virus West Nile) où le cheval et l'homme sont des culs-de-sac épidémiologiques, le virus de l'encéphalite équine de l'Ouest peut faire l'objet de cycles homme - moustique et cheval - moustique.

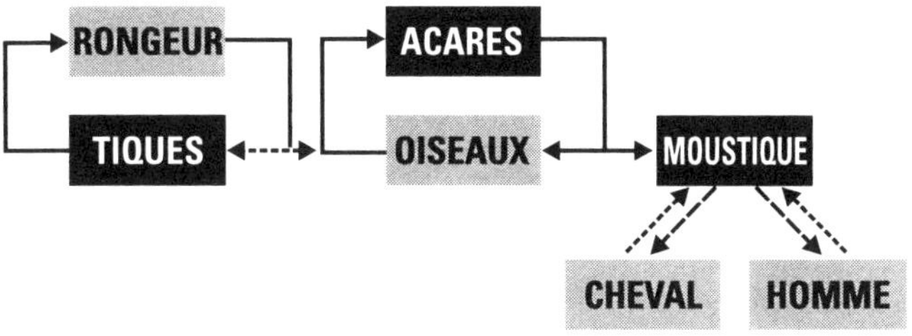

Fig. 3. – Cycles épidémiologiques viraux

La compréhension des cycles est donc essentielle à toute élaboration d'une politique de santé publique dans le domaine des virus.

IV. – Les outils d'étude

L'étude des virus nécessite une approche multidisciplinaire, du terrain au laboratoire. Qu'il s'agisse de virus d'hommes ou d'animaux, les phases pré-analytiques sont primordiales. La première étape est la réalisation de prélèvements sur un animal, sur un homme, sur un arthropode vecteur (moustique ou tique) ou encore dans l'environnement (dans l'eau, en particulier). L'apport des cliniciens et des épidémiologistes est ici fondamental. Il faut en effet repérer les cas d'individus infectés, malades ou non. La fenêtre et le lieu de prélèvement dépendent beaucoup de la cinétique de l'infection. Le prélèvement se fait au niveau du tractus respiratoire et/ou des poumons pour les infections respiratoires et au niveau du liquide céphalo-rachidien pour les encéphalites. Pour les diarrhées, c'est l'eau souillée ou les fèces qui sont recueillies.

Quand le virus passe dans le sang, il peut n'y être détectable que quelques jours, voire quelques heures. Pour les virus transmis par des arthropodes, il faut impliquer des entomologistes pour le recueil des vecteurs et leur identification précise. Dans le cadre des zoonoses, un travail en commun des médecins et des vétérinaires est indispensable.

Que ce soit dans le cadre médical individuel ou dans un contexte épidémique, l'identification du virus, nouveau ou non, est un atout dans la lutte contre la maladie ou l'épidémie qu'il cause. Dans l'investigation d'un phénomène épidémique, les épidémiologistes et les acteurs de santé publique en général ont besoin de données sur les virus mais très vite aussi sur leurs vecteurs et leurs réservoirs. Il est souvent nécessaire d'apprécier le niveau de circulation du virus chez l'homme et/ou l'animal par le biais de recherches de traces d'infection (recherche d'anticorps dite recherche sérologique) parmi ceux qui ont été en contact avec des individus infectés ainsi que chez des individus extérieurs au phénomène épidémique. Ces véritables enquêtes dans les populations humaines soulèvent des questions éthiques qui doivent être abordées souvent en urgence comme, par exemple, le consentement éclairé et le bénéfice individuel.

Dans le contexte de recherches sur l'émergence d'un virus nouveau dans une espèce comme l'homme, la mobilisation de réseaux nationaux et internationaux est cruciale. L'Organisation mondiale de la santé (OMS) dispose de réseaux dédiés à des maladies (comme la grippe depuis 1948) ainsi que d'un réseau d'alerte et de réponse (le GOARN : Global Outbreak and Response Network) qui s'appuie sur une centaine d'institutions volontaires dans le monde. Quand l'épidémie de Syndrome respiratoire aigu sévère (SRAS) est apparue, la mobilisation d'un consortium de treize laboratoires sous la houlette de l'OMS a été un élément fondamental de l'identification du virus du SRAS en quelques semaines. Autour de ce consortium de laboratoires, un réseau d'épidémiologistes et un réseau de cliniciens étaient également activés et communiquaient par tous les moyens possibles : téléphone, sites web dédiés et base de données avec accès privilégié. L'intervention du laboratoire à distance du lieu des foyers épidémiques a rendu indispensable l'établissement d'un circuit de transport de matières potentiellement infectieuses par avion et au travers de frontières, ce qui a constitué un vrai défi logistique.

La recherche de l'origine d'un virus nouveau chez l'homme est souvent difficile et requiert la collecte et l'analyse de données concernant les contacts entre humains et animaux dans la nature, sur les marchés alimentaires, dans les élevages, dans les circuits de distribution et jusqu'aux restaurants, cela en milieu urbain comme rural. Tout au long de cette chaîne, l'intervention de disciplines variées qui complètent l'épidémiologie et la microbiologie devient nécessaire comme la zoologie (entomologie, ornithologie et mammologie), la zootechnie, la sociologie, l'anthropologie ou encore l'ethnologie.

Pour comprendre pourquoi une émergence a eu lieu, il faut parfois recourir à des explications macrogéographiques qui impliquent des phénomènes climatiques oscillatoires ou exceptionnels et des actions humaines qui ont des répercussions d'une ampleur extraordinaire. Dans l'explosion cyclique de certaines maladies virales, notamment les arboviroses (maladies nécessitant un vecteur intermédiaire), l'analyse à distance (ou télédétection) par satellite peut contribuer à l'évaluation du risque de démarrage d'une épidémie d'ampleur exceptionnelle assez à l'avance pour mettre éventuellement en place des mesures de lutte (antivectorielle en particulier).

Les virus sont de très petites entités biochimiques, puisqu'ils mesurent de quelques dizaines à deux ou trois centaines de nanomètres (milliardième de mètre). Quelques virus filamenteux peuvent être longs de plusieurs centaines de nanomètres. Ainsi, pour les observer, seule la microscopie électronique (ME) peut être employée. La visualisation par ME peut être réalisée directement sur les prélèvements riches en particules virales (les fèces dans les diarrhées, les liquides de vésicules pour les maladies éruptives, par exemple). En revanche, quand les prélèvements sont « pauvres », il faut au préalable les « enrichir » en les cultivant (voir p. 28). La ME permet de déterminer s'il s'agit d'un virus enveloppé à spicules ou d'un virus nu. Elle révèle également la taille et la forme des particules virales : virus allongé, voire filamenteux, ou virus sphérique, capside icosaédrique ou hélicoïdale. Dans certains cas, comme pour les poxvirus (virus de la variole, par exemple) ou les coronavirus, l'analyse de cellules infectées peut révéler une image caractéristique de la famille (image du yoyo des poxvirus ou de la couronne des coronavirus). La ME nécessite un équipement coûteux et du personnel spécialement formé ; elle n'est pas automatisable et ne permet le plus souvent pas d'atteindre une identification précise.

La mise en évidence des virus et leur identification peuvent se faire par d'autres moyens. On peut détecter l'activité d'un de ses constituants : la transcriptase inverse ou RT chez les rétrovirus (détection à la base de la découverte du virus de sida de type I ou VIH-1 en 1983 à l'Institut Pasteur), la neuraminidase (NA) des virus grippaux et des virus parainfluenza ou encore l'hémagglutinine (HA) de ces virus par son activité hémagglutinante.

Les constituants viraux se distinguent également par leurs propriétés antigéniques que l'on peut révéler et spécifier dans des réactions antigènes-anticorps. Deux techniques très utilisées pour la détection et l'identification virale sont l'immunofluorescence (IF) et l'ELISA (pour *Enzyme Linked Immuno Sorbent Assay* ou test d'immuno-adsorption liée à une enzyme). Dans le cadre de l'IF, les cellules infectées présentes dans un échantillon ou dans une culture sont fixées chimiquement. Un anticorps spécifique d'un antigène déterminé est mis en contact avec elles. Si, après lavage, il existe un signal fluorescent, c'est que l'antigène (le virus) recherché est présent. L'avènement des anticorps monoclonaux a rendu ce type de technologie plus utile grâce à sa sensibilité et à la précision de ces identifications. Utilisant le même principe général de base et des anticorps monoclonaux le plus souvent, l'ELISA repose sur l'action d'une enzyme liée directement ou indirectement à un anticorps spécifique. L'activité de cette enzyme permet la consommation d'un substrat et le produit généré prend une couleur dont la densité optique est mesurable à la longueur d'onde correspondante. Après lavage, l'apparition d'une couleur signe la présence de l'enzyme, donc de l'anticorps utilisé. Les ELISA se réalisent en milieu liquide sur des plaques et peuvent être automatisés. Ils sont souvent très spécifiques, mais peuvent manquer de sensibilité. Avec ces deux technologies (IF et ELISA), la détection du type ou du groupe viral est généralement fiable. L'identification du sous type ou du sous-groupe peut se révéler difficile et inconstante à cause de la variabilité virale souvent importante des glycoprotéines qui sont la cible des anticorps de détection.

Pour améliorer la sensibilité de l'IF et de l'ELISA ou pour pratiquer la détection puis l'identification d'un constituant viral grâce à ses activités propres (RT ou HA), il est possible d'amplifier le virus éventuellement présent en le mettant en culture sur une monocouche de cellules adhérentes ou dans un milieu avec des cellules en suspension. Les cellules peuvent être primaires (nombre de générations très limité) ou de lignée continue (cellules transformées capables de se diviser sur de nombreuses, voire infinies générations). Lorsque le virus s'est multiplié, on parle d'isolement viral qui permet alors de disposer et de conserver une souche de virus. En plus grande quantité, les particules virales sont alors plus faciles à détecter et à identifier. La culture cellulaire requiert un personnel très spécialisé et impose l'usage de laboratoires dont le niveau de sécurité biologique doit correspondre à la classe de l'agent étudié.

La détection des virus peut aussi se faire grâce à leur matériel génétique. L'avènement de l'amplification en chaîne par la polymérase ou PCR (Polymerase Chain Reaction) a constitué une véritable révolution en virologie comme dans le reste de la biologie. La PCR permet de multiplier, d'un facteur allant jusqu'à un milliard de fois, tout ou partie d'un fragment du patrimoine génétique d'un virus. Certains fragments sont pertinents pour l'identification d'un virus particulier. Cela rend possible la visualisation du fragment amplifié à l'œil nu en présence d'agents chimiques fluorescents sous lumière ultraviolette. Plus récemment, la détection automatique en temps réel a rendu cette méthodologie plus rapide et plus sensible. L'usage de sondes a accru sa spécificité. Les produits de la PCR peuvent être séquencés en une suite de lettres pris dans un alphabet de quatre caractères (A ; T ; G ; C). Les données de séquences permettent non seulement l'identification du virus, mais aussi son positionnement sur un arbre généalogique (dit phylogénique ou phylogénétique) avec les virus qui lui sont proches.

Cela offre souvent des informations très importantes sur son origine, informations qui, le cas échéant, peuvent être utilisées par les épidémiologistes pour la lutte contre la source virulente. Les données de séquences sont des éléments souvent cruciaux pour déterminer le réservoir animal d'un virus.

Quelquefois, le prélèvement est trop tardif et la détection du virus lui-même devient impossible. On peut alors avoir recours à la détection des anticorps qui ont été produits par l'organisme suite à son contact ou son infection avec ledit virus. La détection des anticorps (ou détection sérologique) chez un sujet peut se faire par les mêmes technologies que certaines de celles employées pour la détection du virus : IF et ELISA en particulier. Ici, ce sont les inconnues qui changent. Ces technologies peuvent avoir des dérivées qui sont utilisées en sérologie : le « Western Blot » est en fait un ELISA sur membrane après migration électrophorétique et transfert. La réaction de fixation du complément (RFC) est une ancienne technique toujours utilisée de nos jours. La recherche par ELISA d'immunoglobulines (anticorps) de classe G ou IgG permet la détection d'anticorps qui persistent, ce qui n'est pas très utile pour le diagnostic individuel, sauf à faire deux prélèvements à quinze jours d'intervalle pour mesurer leur évolution. La recherche d'IgG sur un seul prélèvement est cependant intéressante pour les études épidémiologiques. La détection d'IgM signe généralement une infection récente et est très utile au diagnostic individuel (comme pour les virus West Nile, par exemple).

Dans le cadre des infections qui évoluent sur une longue période, le diagnostic sérologique a été ou demeure intéressant mais il peut y avoir une période dite de silence sérologique (jusqu'à deux mois classiquement pour l'infection à VIH-1), c'est-à-dire une période où les anticorps ne sont pas encore détectés. Cela pose un problème pour le contrôle de la maladie. L'individu infecté ignore qu'il est infecté et peut transmettre le virus à un individu sain sans le savoir. Il peut y avoir des sérologies par ELISA qui donnent des résultats non spécifiques ; c'est pourquoi dans certains cas, comme l'infection par le VIH, une confirmation par Western Blot est indispensable.

Dans l'investigation d'épidémies comme dans le diagnostic, il est important de disposer de plusieurs méthodologies car chacune présente ses intérêts et ses limites.

Chapitre II

FACTEURS ET MÉCANISMES DE L'ÉMERGENCE D'UN VIRUS

I. – Histoire naturelle d'une émergence

L'émergence d'une nouvelle maladie virale chez l'homme est le résultat d'une succession d'étapes variées, parfois complexes, faisant intervenir de très nombreux facteurs. Chacune de ces étapes et chacun des facteurs associés, qu'ils soient d'origine virale, environnementale ou socioculturelle, sont cruciaux pour le succès de l'émergence. La nécessité absolue d'une parfaite intrication successive de ces multiples éléments explique la rareté relative des émergences de virus touchant à grande échelle l'espèce humaine.

La première étape nécessaire à toute émergence potentielle d'une maladie nouvelle est, bien sûr, le contact entre l'homme et l'agent infectieux responsable de celle-ci. Les virus émergents proviennent très souvent, mais non obligatoirement, d'un animal. De telles interactions, entre un être humain et un réservoir animal de virus, sont très fréquentes dans l'espèce humaine.

Après ce premier contact, le virus est très souvent rapidement éliminé par l'homme, qu'il y ait eu uniquement simple contact ou réelle infection virale. Le système immunitaire inné, premier rempart contre les agressions par des agents infectieux extérieurs, joue, en effet à ce niveau, un rôle fondamental dans l'élimination des microbes.

Dans d'autres cas plus rares, le virus n'est pas éliminé. Il y a alors infection avec persistance de l'agent infectieux chez l'hôte. Une telle infection constitue la deuxième étape clé, qui mène vers une possible émergence. Cependant, le virus en cause peut parfois uniquement rester chez l'homme infecté, sans qu'il y ait une transmission à un autre homme. Dans ce cas, deux possibilités existent pour ce virus. Il peut rester « dormant » ou latent, étant donc responsable d'une infection asymptomatique. Il peut provoquer une maladie. Dans ce dernier cas de figure, il n'y a pas en général d'émergence très importante car le nombre de personnes infectées reste souvent modéré, de l'ordre de quelques dizaines, voire centaines au maximum. Toutes les personnes infectées, puis éventuellement malades, doivent en effet avoir été en contact direct avec l'agent infectieux au niveau de son réservoir. Comme nous le verrons plus loin, c'est le cas des syndromes pulmonaires à Hantavirus, liés au virus *sin nombre* dont le réservoir est un rongeur, et qui fut responsable de foyers épidémiques chez les Indiens Navajo du Nouveau-Canada aux États-Unis en 1993. C'est aussi le cas de l'épidémie de la variole du singe (lié au virus monkeypox) qui survint en 2003 chez des enfants américains après un contact avec des écureuils de prairie infectés.

Dans certains cas – heureusement plus rares, mais alors souvent beaucoup plus graves –, il y a dissémination : à partir du cas, ou des cas initiaux (encore appelés les cas primaires ou princeps), l'agent infectieux se propage dans l'espèce humaine. Cette diffusion de l'agent viral constitue la troisième étape fondamentale menant à une émergence « réussie ». L'importance de l'épidémie qui s'ensuit est alors très variable. Elle dépend de nombreux éléments, au premier rang desquels se trouvent le mode de contamination, la durée d'incubation, la sévérité de la maladie et la plasticité du patrimoine génétique du virus. Schématiquement, une maladie ayant une durée d'incubation très courte et une mortalité très importante (c'est le cas de la fièvre hémorragique d'Ebola) aura généralement une diffusion interhumaine très rapide et sévère, mais plus restreinte dans le temps et l'espace qu'une maladie ayant une durée d'incubation très longue. Ainsi, le VIH ne tue son hôte – sans lequel il ne peut vivre – que longtemps après sa contamination : avec ses porteurs asymptomatiques, il assure dans la longue durée sa dissémination. À l'opposé, le virus Ebola, tuant très vite son hôte (l'homme ou les grands singes principalement), s'autodétruit le plus souvent, faute d'avoir eu le temps de trouver un nouvel hôte.

Cette transmission d'un être humain à un autre se fait selon des modes divers en fonction du virus : contact direct avec des liquides biologiques contaminés (sang, sueur, vomissure pour Ebola, aérosols et gouttelettes pour le SRAS et la grippe...), transmission sexuelle (VIH), transmission nosocomiale par utilisation d'objets souillés, tels les seringues (VIH, hépatite C)... Lorsque la dissémination interhumaine survient, l'émergence peut être de très grande ampleur et aboutir à une véritable pandémie d'une maladie jusque-là inconnue. C'est le cas du sida.

Du contact initial au développement d'une épidémie, les facteurs d'émergence sont, comme nous venons de le voir, multiples et peuvent se combiner quasiment à l'infini. Lors de la première conférence internationale tenue sur les virus émergents, sous l'égide de l'Académie américaine des sciences en mai 1989, cinq principales catégories de facteurs furent considérées comme pouvant favoriser ou être associées à une émergence :

- la démographie humaine et certains comportements humains ;

– les nombreux aspects technologiques et industriels ;
– le développement économique et l'utilisation de la Terre ;
– les voyages et les échanges commerciaux internationaux ;
– l'adaptation et les changements microbiens ainsi que la dégradation des mesures de santé publique.

Il apparut alors rapidement aux yeux de tous les acteurs de la santé que de très nombreux aspects de l'activité humaine étaient directement source d'émergence potentielle. On peut citer à titre d'exemple la déforestation, l'orpaillage et le développement de la chasse ou de l'élevage dans des régions tropicales qui mettent en contact des êtres humains avec des réservoirs animaux de virus potentiellement dangereux pour l'homme (virus Ebola, Marburg, Nipah...). Dans d'autres cas, une forte concentration humaine à proximité des élevages ou des marchés d'animaux en tout genre (poulets, canards, porcs, chiens, civettes, etc.), situation fréquente dans certaines régions d'Asie, ne fait que favoriser les passages interespèces de virus. Enfin, la rapidité des moyens de transport, en particulier intercontinentaux, explique comment un virus peut en quelques heures se retrouver disséminé dans plusieurs régions du monde à partir d'un foyer initial localisé. C'est le cas de l'épidémie de SRAS survenue au Canada après l'arrivée par avion de quelques personnes infectées en provenance de Chine. Des modifications de conditions climatiques, ou de certains biotopes, peuvent aussi favoriser la prolifération et/ou la concentration de rongeurs ou de chauves-souris réservoirs de virus (virus *sin nombre,* Nipah, Ebola...). Des comportements, des pratiques socioculturelles, parce qu'ils favorisent la multiplicité des contacts interhumains (prostitution, camps de réfugiés, toxicomanie...), ont joué et continuent malheureusement de jouer un rôle déterminant dans la propagation et donc dans l'émergence de nombreuses maladies virales. Ainsi, dans certaines régions, la toxicomanie par voie intraveineuse et le comportement très à risque de certains homosexuels masculins ont été des amplificateurs exceptionnels de l'hépatite C et du VIH.

D'une façon très générale, tous les facteurs qui augmentent la densité de la population humaine, des vecteurs ou des réservoirs de virus et multiplient les contacts entre ces trois éléments favorisent l'émergence. De plus, une émergence a d'autant plus de chance d'être rapidement détectée qu'elle survient dans un pays de haut niveau socio-économique, ayant un réseau de surveillance sanitaire de qualité, et une volonté forte de réaction et de transparence dans l'élaboration des politiques de santé publique. Alors qu'il existait depuis des années en Afrique centrale, le sida ne fut reconnu que lorsqu'il atteignit les États-Unis en 1981-1982. De même, le SRAS émergea réellement après avoir atteint Hong Kong, alors qu'il sévissait en Chine depuis de nombreuses semaines déjà.

Dans ce chapitre et les chapitres suivants, nous décrirons principalement plusieurs exemples d'émergence vraie (nouvelle maladie humaine liée à un virus inconnu auparavant) apparue récemment chez l'homme. Ces exemples illustrent, chacun à leur façon, la grande diversité des facteurs impliqués dans l'émergence. Nous exposerons aussi quelques émergences de connaissance, c'est-à-dire des maladies anciennes mais identifiées seulement récemment comme étant d'origine virale.

II. – Exemples d'émergence virale vraie

1. **Le sida, une émergence virale exceptionnelle.** – L'histoire de la découverte du virus VIH en 1983, qui

fit suite à l'émergence puis à la diffusion épidémique du sida, survenue au début des années 1980, est devenue un classique de la littérature médicale et scientifique. Rappelons-en ici brièvement les principales étapes avant d'analyser plus précisément les phénomènes qui ont abouti à l'émergence puis à la dissémination de ce virus qui infecte actuellement plus de 40 millions de personnes et représente au niveau mondial l'un des principaux problèmes de santé publique.

Au début des années 1980 survint, principalement dans la communauté homosexuelle masculine des États-Unis, une épidémie d'une part d'infections rares, en particulier pulmonaires (par le parasite *Pneumocystis carinii*), d'autre part de tumeurs cutanées très particulières (appelées « sarcome de Kaposi »). Rapidement, le diagnostic d'une épidémie d'immunodéficience acquise touchant, outre la population homosexuelle des États-Unis et d'Europe, les hémophiles et certaines populations hétérosexuelles à risque, fut démontré par des études menées par des épidémiologistes. Il s'agissait réellement d'une nouvelle maladie, auparavant inconnue chez l'homme, dont les critères de diagnostic cliniques et biologiques, en particulier immunologiques, furent définis et adaptés au fur et à mesure des descriptions plus précises de la maladie. Ce nouveau syndrome clinico-biologique fut appelé le syndrome d'immunodéficience acquise ou SIDA. De nombreuses hypothèses concernant l'origine de cette maladie furent suggérées mais, dès la fin 1982, on s'orienta vers une piste virale et en mai 1983 fut isolé à l'Institut Pasteur un nouveau rétrovirus, inconnu auparavant, qui fut appelé le virus de l'immunodéficience humaine ou VIH. Ce virus fut isolé dans la culture des cellules d'un ganglion lymphoïde provenant d'un patient ayant un sida. Ce rétrovirus provoquait la lyse des lymphocytes T (cellules fondamentales du système immunitaire) dans les cultures cellulaires et produisait, dans le surnageant de culture, de la transcriptase inverse, l'enzyme spécifique des rétrovirus. Par ailleurs, furent rapidement visualisées en microscopie électronique des particules virales qui ressemblaient à des lentivirus, genre de rétrovirus dont certains membres provoquaient, chez des petits ruminants, des maladies chroniques. De nombreux autres isolats de VIH furent ensuite obtenus à partir de prélèvements de patients sidéens originaires de différentes zones d'endémie telles l'Europe, l'Afrique et les États-Unis. Tous ces virus, quoique parfois différents les uns des autres (la grande variabilité génétique des VIH est une de leurs caractéristiques), possédaient une structure génétique similaire et appartenaient au même groupe de virus du sida qui fut appelé le groupe des VIH-1. Ces virus, dont il existe plusieurs sous-types (M, O...), sont actuellement les plus répandus de par le monde, étant présents chez plus de 99 % des 40 millions de personnes infectés, qu'elles soient porteuses asymptomatiques ou malades.

En 1985, fut isolée, à nouveau à l'Institut Pasteur, une souche de VIH très différente des souches de VIH-1 par sa structure génétique et par sa biologie. Cette souche fut donc appelée le VIH-2 et de nombreuses souches de VIH-2 furent ensuite obtenues en quasi-totalité chez des patients originaires d'Afrique de l'Ouest. Ce virus est en effet endémique dans cette région.

Une phénoménale mobilisation et activité de recherche fondamentale et appliquée se développa dans de multiples laboratoires du monde entier, visant à mieux comprendre la biologie de ce virus et à mettre au point des molécules antivirales ainsi que des vaccins. Parallèlement furent développés des tests sérologiques et moléculaires de diagnostics permettant de mieux comprendre l'épidémiologie de ce virus et de cette maladie. Il semble donc que le sida soit apparu dans les années 1950, pour les tout premiers cas, en Afrique centrale. Par la suite, toujours dans ces régions d'Afrique centrale et de l'Est, survint par transmission hétérosexuelle une lente et progressive dissémination du virus qui passa inaperçue jusqu'au début des années 1980. La prévalence de l'infection avait en effet déjà atteint 1 à 5 % de la population générale de ces régions à cette époque. Le virus commença alors sa diffusion importante en Occident, en particulier aux États-Unis. Les populations les premières touchées furent la communauté homosexuelle masculine et les toxicomanes par voie intraveineuse. Les nombreux comportements sexuels à risque, comme la multiplicité des partenaires différents et l'absence de protection, ainsi que le transfert de sang contaminé par des seringues souillées expliquent très bien l'explosion épidémique initiale. Le fait que la plupart des personnes contaminées ne le savent pas, à cause de la longue période de latence entre l'infection primaire et le développement de signes cliniques, favorisa et favorise encore la dissémination du virus. Les hémophiles, en particulier les enfants recevant du facteur VIII obtenu à partir de centaines de poches de sang, payèrent aussi un très lourd tribut à ce virus au début de l'épidémie. Par la suite, le virus se transmit progressivement dans les populations hétérosexuelles, et ce malgré les campagnes d'information et de prévention. Cela se fit en particulier en Occident mais aussi en Asie du Sud-Est, en Amérique du Sud et surtout en Afrique, infectant donc de plus en plus de femmes et donc, progressivement, un grand nombre d'enfants. Aujourd'hui, plus de 25 millions de personnes sont mortes depuis le début de l'épidémie, 40 millions de personnes sont infectées, dont plus de la moitié dans le continent africain, et plus de 90 % d'entre elles ont été infectée par voie hétérosexuelle. L'espérance de vie a chuté d'environ dix à vingt ans dans certains pays d'Afrique centrale de l'Est et du Sud, régions où il existe actuellement plusieurs millions d'orphelins ayant perdu leurs parents de par cette maladie. Malgré des énormes efforts de prévention, encore malheureusement très insuffisants dans de nombreuses régions, les prévisions à moyen terme dans certains pays d'Asie comme la Chine et l'Inde sont alarmantes du fait de l'importance de la population qui pourrait être infectée durant les prochaines années. Les espoirs d'endiguer cette épidémie dépendent d'une mobilisation encore plus importante, en particulier en faveur de l'information et de la prévention, qui se doivent d'être très adaptées aux conditions socioculturelles locales de chaque environnement et région. Ils passent aussi par l'accès au dépistage gratuit (rappelons que plus des deux tiers des personnes infectées par le VIH ne le savent pas), aux médicaments antiviraux à des prix abordables pour les pays en voie de développement. Par ailleurs, la mobilisation des laboratoires de recherche publics et privés visant à découvrir et à produire à bas prix de nouveaux médicaments antiviraux et des candidats vaccins continue.

Mais comment et quand ce virus est-il arrivé dans l'espèce humaine ? Quels ont été les mécanismes d'émergence de ce virus ? D'où vient-il ? Existe-t-il un réservoir animal naturel ? S'agit-il d'une transmission interespèce ?

De nombreuses hypothèses concernant l'origine du VIH ont été proposées, mais actuellement son origine simienne par transmissions interespèces de certains virus de singes à l'homme semble de très loin la plus solide. Dès 1985, des virus apparentés au VIH ont été découverts chez des singes macaques. Ces virus furent nommés SIV. Il fut ensuite rapidement démontré que ni les singes d'Asie (en particulier les macaques) ni ceux du Nouveau Monde ne sont, dans leur habitat naturel, infectés par des SIV, contrairement à de nombreuses espèces de singes d'Afrique. Ainsi, les SIV découverts, initialement, chez les macaques provenaient d'une transmission accidentelle de SIV d'un hôte naturel (singe africain) vers des macaques en captivité. Par la suite, plusieurs études épidémiologiques, réalisées chez des primates non humains en captivité ou non, ont permis d'identifier de nombreux nouveaux lentivirus de type SIV chez des singes d'Afrique. À ce jour, plus de 30 SIV différents ont été identifiés dans des espèces aussi variées que les chimpanzés, les mandrills, les singes verts et les mangabeys enfumés. Ces SIV se transmettent naturellement dans les colonies de singes par voie sexuelle, par morsure et de la mère à l'enfant. La part respective de ces modes de transmission peut varier selon l'espèce de singe considérée.

Parmi tous ces SIV, seuls quelques-uns sont fortement apparentés aux VIH. Il s'agit des virus SIV/SM présents chez les mangabeys enfumés et des SIV/CPZ présents chez les chimpanzés. Ces parentés génétiques ont, bien sûr, fait rapidement suggérer une possible origine simienne des VIH, cependant la situation est bien différente selon qu'il s'agit du VIH-1 ou du VIH-2. La parenté apparaît plus clairement dans le cas du VIH-2. Certains SIV/SM ont en effet une parenté génétique de plus de 90 % dans certains gènes avec des VIH-2, ce qui, compte tenu de la diversité et variabilité génétique de ces virus, est très significatif. Par ailleurs, il existe une très bonne concordance géographique (Afrique de l'Ouest) entre l'habitat naturel du mangabey enfumé et l'épicentre des infections humaines par les VIH-2. Enfin, les souches de VIH-2 et de SIV/SM les plus proches ont été observées dans les mêmes régions, souvent dans des villages où étaient présents d'une part des personnes infectées par des VIH-2, d'autre part des mangabeys enfumés infectés et gardés en tant qu'animaux de compagnie.

Si l'origine simienne des VIH-2 est donc très probable, celle du VIH-1 est beaucoup moins claire et continue de faire l'objet de nombreux débats. Les arguments pour une origine simienne (chimpanzés) du VIH-1 sont principalement les suivants : une dizaine de SIV ont été isolés de chimpanzés. Ces virus ont une organisation génétique similaire aux VIH-1, mais légèrement différente des autres SIV. Les SIV/CPZ et certains très rares VIH-1 (ceux du groupe N) forment une seule lignée dans les analyses phylogénétiques. Il faut cependant noter que la parenté génétique importante entre ces virus n'est nette que pour certains gènes viraux, en particulier le gène de l'enveloppe virale. De plus, aucune souche de SIV très proche des souches de VIH-1 n'a été découverte à ce jour. Il persiste donc de nombreuses pièces manquantes dans le puzzle qui démontrerait sans ambiguïté l'origine simienne du VIH-1 : les VIH-1 sont-ils des virus recombinants entre des SIV originaires de plusieurs espèces simiennes différentes et infectant un même hôte de façon simultanée ou successive ? Les hôtes naturels des virus VIH-1 actuellement présents chez l'homme ont-ils disparu ?

Plusieurs études ont tenté de dater les épisodes de transmissions interespèces des SIV aux hommes. Même si l'interprétation de ces analyses doit toujours être faite avec prudence, il semble que les événements de transmission des SIV/CPZ aux hommes, qui ont donné lieu à une diffusion des virus VIH-1, auraient eu lieu aux alentours de 1930. Pour le VIH-2, les épisodes de transmissions virales de singes à hommes ayant donné lieu aux foyers d'épidémie actuels semblent plus récents.

Mais comment s'est réalisée cette transmission virale ? L'hypothèse actuellement retenue est celle du

« chasseur ». Il y aurait eu passage de virus lors de contacts entre le sang et/ou la salive d'un animal infecté par du SIV et le sang d'un homme lors d'épisodes de chasse. Ce contact aurait eu lieu par morsures, blessures ou coupures, lors de la manipulation d'un animal blessé ou du dépeçage d'un animal chassé. Le passage d'un singe à un homme d'un autre rétrovirus (appelé le virus spumeux ou foamyvirus) par morsures de grands singes vient d'être démontré en Afrique centrale.

De tels épisodes de transmission de SIV à des chasseurs sont très probablement survenus à de multiples reprises durant le siècle dernier et même auparavant. On pense actuellement que seuls quelques-uns de ces épisodes ont été à l'origine d'une diffusion virale locale puis régionale avec un réel foyer épidémique. Comment cela s'est-il passé ? Pourquoi certains épisodes de transmission ont-ils abouti à une émergence réussie ? Le virus s'est-il adapté à l'homme par passages successifs dans l'espèce humaine ? Cela a-t-il facilité ses possibilités de transmission interhumaine ? Sa virulence s'est-elle accrue ? Toutes ces questions restent actuellement sans réponse.

Récemment, une vaste étude portant sur des prélèvements simiens de viandes de brousse et sur de petits singes de compagnie dans des villages du Sud-Cameroun a clairement montré que la diversité des SIV était dans la nature encore plus grande qu'initialement imaginée. La plupart de ces SIV n'ont pas encore été retrouvés chez l'homme malgré de nombreux contacts. La survenue de nouvelles transmissions interespèces est donc tout à fait envisageable du fait, entre autres, de l'importance de la chasse dans ces régions. Seul l'avenir nous dira si de réelles émergences virales de nouveaux SIV suivront ces potentiels mais très probables épisodes de transmission.

2. **Virus *sin nombre*. Des canyons des Indiens Navajos au laboratoire de haute sécurité P4.** – Au début du mois de mai 1993, dans l'État du Nouveau-Mexique, au sud-est des États-Unis, furent hospitalisés deux jeunes adultes d'origine indienne, un homme et sa fiancée, pour un syndrome pseudo-grippal avec des céphalées, des douleurs musculaires, de la fièvre et une toux. Rapidement, ils développèrent tous deux une insuffisance respiratoire aiguë et décédèrent sans que la cause de leur maladie ne fût découverte.

Les épidémiologistes du département de la santé de cette région et des États environnants se mirent alors au travail. En quelques semaines, ils démontrèrent que 24 patients avaient développé dans la région centrée sur la frontière commune entre le Nouveau-Mexique, l'Utah, le Colorado et l'Arizona (région des « Four Corners ») un syndrome clinique identique. Cette maladie touchait principalement des adultes jeunes, des deux sexes, et plus de la moitié d'entre eux étaient des Indiens. Le taux de létalité était terrible, atteignant 50 %. Ce début d'épidémie d'une maladie, dont l'origine était inconnue et dont le pronostic était effroyable, provoqua une grande émotion dans la population des Indiens Navajos et une certaine inquiétude, en particulier chez les touristes qui visitaient les réserves indiennes. Les médias avaient, en effet, très rapidement insisté sur le fait que cette maladie touchait principalement les Indiens Navajos. Des prélèvements de patients furent envoyés au Centre des maladies infectieuses d'Atlanta où aucune trace d'agents infectieux ou de toxiques habituellement responsables de telles insuffisances respiratoires ne fut mise en évidence. Par contre et de façon surprenante furent détectés dans le sérum de certains patients des anticorps réagissant avec des antigènes de différents virus de la famille des hantavirus. Cela fit suggérer que cette maladie était peut-être liée à un nouvel hantavirus. Une telle hypothèse était assez inattendue, car ces virus, bien connus dans d'autres régions du monde, n'avaient jamais été associés à une pathologie respiratoire sévère, ni été responsables d'une épidémie chez l'homme en Amérique du Nord.

À cette époque, de nombreux hantavirus avaient déjà été isolés et caractérisés. On savait que ces virus à ARN, qui font partie de la famille des *Bunyaviridae,* avaient tous comme réservoir naturel différentes espèces de rongeurs. Ces virus pouvaient schématiquement être classés en quatre grands groupes, différents par leur distribution géographique, leur espèce de rongeur réservoir et leur niveau de pathogénicité chez l'homme. Le premier à avoir été isolé, le virus Hantaan, présent surtout en Chine, en Corée et dans les régions asiatiques de la Russie, avait été associé à une fièvre hémorragique sévère avec un syndrome rénal. Le virus Séoul, à la distribution géographique très vaste liée à la répartition de son hôte *(Ratus norvegicus),* était responsable d'une maladie proche mais plus modérée. Le virus Puumala, surtout présent en Europe, en particulier en Scandinavie, était aussi associé à un syndrome hémorragique avec syndrome rénal peu sévère. Enfin, concernant le quatrième groupe (nommé Prospect Hill virus), seuls quelques rares isolats avaient été obtenus chez des rongeurs d'Amérique du Nord, et ce virus n'avait pas été associé à une pathologie chez l'homme.

De façon à rechercher un éventuel hantavirus chez ces malades, une technique moléculaire d'amplification en chaîne par la polymérase fut mise au point, visant à détecter des fragments de gènes conservés entre différents hantavirus connus et peut-être aussi des séquences d'un virus inconnu mais proche au niveau de sa séquence génomique. Elle fut appliquée à de l'acide nucléique extrait de prélèvements de différents tissus (poumon, muscle, foie...) de plusieurs patients décédés de ce syndrome pulmonaire. Des petits fragments de 172 bases furent amplifiés et l'analyse de leur séquence montra une certaine similarité avec des séquences proches des hantavirus. Néanmoins ces séquences divergeaient de près de 30 % par rapport à tous les hantavirus connus. Des fragments plus grands du génome de cet hantavirus furent ensuite obtenus et des recherches réalisées sur de nombreux prélèvements d'un grand nombre de malades montrèrent sans ambiguïté la présence de ce nouveau virus dans les tissus des patients. Des analyses phylogénétiques montrèrent alors que cet agent infectieux était effectivement un nouvel hantavirus, assez proche du virus de Prospect Hill, le seul hantavirus isolé jusqu'alors dans le continent nord-américain et dont le réservoir animal était constitué de plusieurs espèces de rongeurs.

Un des points majeurs qu'il restait à élucider était maintenant de trouver l'origine de ce virus. La piste d'un rongeur était évidente. Pendant plus de deux mois (juin à août), une capture systématique de tous les rongeurs possibles fut donc organisée dans la région des « Four Corners », en particulier aux alentours et dans les habitations des patients atteints de cette maladie ainsi que dans les endroits où ils avaient travaillé. Près de 1 700 animaux furent attrapés, en majorité (près de 63 %) des souris sylvestres *(deer mouse, Peromyscus maniculatus)*. Le fait que cette souris, vivant dans les régions rurales et semi-rurales, soit particulièrement fréquente dans les granges, les tas de bois près des maisons et les constructions extérieures variées ainsi qu'à l'intérieur des fermes fit suggérer que ce rongeur était peut-être le réservoir de ce nouveau virus. Des études sérologiques montrèrent alors rapidement que la fréquence des anticorps dirigés contre des hantavirus était plus importante (environ 30 %) chez ces souris que chez les nombreuses autres espèces de rongeurs attrapés. De plus, des fragments d'hantavirus furent détectés dans différents tissus de ces souris et leur analyse montra qu'il s'agissait du même nouveau virus découvert chez les malades avec cependant une grande diversité génétique. Un point fondamental fut alors la démonstration d'une grande similitude entre les virus présents chez des souris et ceux présents chez les malades habitant la maison même où les souris infectées avaient été capturées. Cette bonne concordance moléculaire virale était un argument très fort pour une transmission interespèce de ces souris à l'homme.

L'étape suivante fut d'isoler ce nouvel agent infectieux. Cela fut réalisé dès novembre 1993 à partir de prélèvements pulmonaires d'une souris sylvestre. Ce virus fut propagé dans des lignées cellulaires, des antigènes viraux spécifiques furent détectés par immunofluorescence et des particules virales, caractéristiques de *Bunyaviridae,* furent identifiées par microscopie électronique. La séquence de ce virus fut caractérisée et s'avéra être identique à celle détectée chez les patients. Un virus similaire fut ensuite indépendamment isolé chez l'homme, par une autre équipe américaine, à partir de prélèvements d'un patient atteint de ce syndrome pulmonaire.

Plusieurs dénominations furent proposées pour ce nouveau virus : le virus *Four Corner,* le virus *Muerto Canyon* et quelques autres. Les autorités locales indiennes craignant une influence négative de ces noms sur le tourisme local, la proposition virus *sin nombre* (« le virus sans nom ») fut finalement retenue.

Plusieurs questions restaient sans réponse. Par exemple, cette maladie (actuellement appelé le syndrome pulmonaire lié aux hantavirus) était-elle vraiment une nouvelle maladie ? Des études rétrospectives sérologiques et moléculaires démontrèrent que de tels syndromes de détresse respiratoire avaient été diagnostiqués, depuis les années 1960, dans cette région des États-Unis, le premier cas authentifié avec certitude datant même de 1959. Cette maladie était du reste connue des Indiens Navajos dans leur tradition médicale. Ils avaient même lié sa survenue à la présence de souris...

Une autre question concernait, bien sûr, le fait que cette maladie soit restreinte à cette région. Il fut aisé de constater que l'aire de distribution de ce syndrome se superposait de manière très correcte à celle de la distribution des rongeurs réservoirs du virus : la souris sylvestre. Mais alors, pourquoi une telle épidémie en 1993 précisément ? La réponse vint des études météorologiques. En effet, une sécheresse importante avait sévi, au début des années 1990, dans cette région, entraînant une diminution très nette de la végétation et des populations de rongeurs. Durant l'hiver 1992 et le début du printemps 1993, survinrent de nombreuses précipitations favorisant la repousse d'une importante végétation et en particulier de grandes quantités de pignons de pin, nourriture appréciée des rongeurs de la région. Cela eut comme effet direct une prolifération de ces animaux et favorisa donc grandement les contacts potentiels entre ces réservoirs de virus et les hommes, à l'origine de l'épidémie humaine.

Des études épidémiologiques démontrèrent que le virus se transmettait principalement par l'inhalation de gouttelettes d'aérosols contaminées par du virus provenant des urines et de la salive des souris infectées. Le contact direct d'un homme avec les urines ou la salive d'un rongeur infecté, lors par exemple d'une morsure, ou encore l'ingestion d'aliments souillés, sont bien sûr aussi des modes de transmission virale, mais semblent en pratique beaucoup plus rares. Fait important, il n'y a aucune indication de transmission interhumaine directe de ce virus à partir d'un patient infecté, contrairement à ce qui survient très fréquemment dans de nombreuses autres infections virales pulmonaires telle la grippe ou le SRAS. Cette absence de contamination interhumaine explique l'absence de diffusion importante du virus et la maîtrise relativement rapide d'une épidémie uniquement grâce à des conseils préventifs simples visant à empêcher ou réduire les contacts avec des rongeurs infectés et leurs excrétions.

Par la suite, d'autres nouveaux hantavirus furent isolés aux États-Unis chez des patients ayant des tableaux cliniques similaires de détresse respiratoire, d'une part en Louisiane (virus Bayou), d'autre part en Floride (virus Black Creek Canal) et enfin à New York (virus New York-1), chacun de ces virus étant associé à un rongeur spécifique. Enfin, près de douze ans après l'émergence épidémique initiale de 1993 qui toucha 52 patients, environ 400 cas de syndrome pulmonaire liés au virus *sin nombre* ont été diagnostiqués aux États-Unis, avec toujours un taux de létalité très important, de l'ordre de 30 à 40 %.

Plus récemment, des épidémies ou des cas sporadiques de syndrome associé à de nouveaux hantavirus, proches du *sin nombre,* ont été diagnostiqués dans d'autres pays des Amériques (Canada, Panama, Argentine, Pérou, Uruguay, Brésil...). Dans tous les cas, des rongeurs endémiques dans ces régions sont les réservoirs naturels de ces virus. De plus, là encore, le caractère épidémique de cette affection semble lié à une prolifération des rongeurs, cette dernière faisant suite à une augmentation de la pluviométrie dans les mois précédant l'émergence de la maladie chez l'homme. Cette maladie est donc considérée actuellement comme une véritable zoonose pan-américaine, ayant une distribution très vaste allant du Canada à la Terre de feu. Enfin, il faut noter que, si le tableau clinique prédominant de cette maladie reste avant tout un syndrome aigu et fébrile avec détresse cardio-respiratoire, des manifestations rénales et hémorragiques ont été parfois rapportées, rapprochant ces cas de certains syndromes associés aux autres hantavirus présents en Asie et en Europe.

Du fait de la très vaste distribution et de la très grande diversité des rongeurs, réservoirs quasi certains de nombreux autres hantavirus, et des importantes activités humaines dans leurs régions d'endémie, la découverte de nouveaux hantavirus n'est certainement pas finie et l'émergence des syndromes cliniques associés très probable dans les prochaines années.

3. **La grippe, ses virus et leur origine aviaire.** – La grippe chez l'homme est une maladie respiratoire aiguë causée par l'infection par un virus grippal, dont il existe trois types A, B et C. Les premiers sont généralement associés à des symptômes et des épidémies plus sévères ou plus intenses que ceux associés aux deuxièmes et aux troisièmes. Les virus de grippe A et B sévissent chez l'homme sous forme d'épidémies saisonnières automno-hivernales. Seul le type A est divisé en sous-types en fonction de la nature de deux constituants de la surface des virus de ce type (l'hémagglutinine et la neuraminidase). L'apparition d'un nouveau de ces sous-types chez l'homme peut causer des pandémies. Les virus de type A circulent également chez les animaux : le cheval, le porc et surtout les oiseaux qui constituent un groupe zoologique clé dans l'écologie de ce virus. Ils abritent un véritable pool zoonotique de virus grippaux, et c'est chez eux que l'on retrouve les 16 espèces moléculaires d'hémagglutinines (H) et les 9 de neuraminidases (N) connues

à ce jour, la combinaison H*x*N*y* constituant ainsi une multitude de sous-types. Le phénomène migratoire a un impact sur la circulation virale globale, notamment sur l'introduction *via* les oiseaux sédentaires et/ou domestiques, de nouveaux sous-types chez les porcs, le cheval et l'homme. Pour les virus de grippe A, la notion de barrière d'espèces est toute relative.

Alors que des épidémies saisonnières sont observées chaque année ou presque chez l'homme, les pandémies sont des événements exceptionnels. Au cours du XXe siècle, trois pandémies de grippe survinrent en 1918, 1957 et 1968. La première causa plus de décès que la Première Guerre mondiale. Les deux autres ont été moins mortelles, bien qu'elles aient engendré respectivement 4 et 2 millions de morts. Depuis le XVIe siècle au moins, des pandémies ont été observées à intervalles plus ou moins réguliers. Elles surviennent à l'occasion de l'émergence ou de la résurgence chez l'homme d'un nouveau sous-type de virus grippal de type A (H1N1, H2N2 et H3N2, par exemple). Par leur structure génomique, les virus sont capables de variations génétiques plus ou moins importantes qui entraînent, pour certaines d'entre elles, des variations antigéniques majeures, notamment pour les relations hôtes-virus. Ainsi, les deux dernières pandémies en date furent le résultat d'un accident génétique brutal et considérable (le réassortiment) qui provoqua la genèse d'un virus hybride grippal capable de circuler efficacement chez l'homme et mêlant des gènes issus du virus humain alors en circulation et d'un virus d'oiseau aquatique, très probablement de canard. Il est probable que ces mélanges génétiques se soient déroulés chez le porc, à l'occasion d'une infection double de cet animal par un virus humain et un virus aviaire. Jusqu'en 1997, aucun passage zoonotique direct de virus d'oiseaux à l'homme, associé à des troubles respiratoires majeurs, n'avait été décrit. Le premier cas rapporté fut celui d'un jeune garçon à Hong Kong qui fut contaminé mortellement par un virus de grippe aviaire A(H5N1), alors qu'une épizootie sévissait sur le territoire. À l'époque, on parlait de grippe du poulet. L'abattage des volailles dans la région administrative spéciale de Hong Kong, commencé à la fin du mois de décembre 1997, permit de stopper les cas de transmission zoonotique de ce virus A(H5N1) mais n'empêcha pas ce dernier de continuer de circuler dans les populations d'oiseaux sauvages. Par le jeu de multiples réassortiments génétiques entre virus circulant dans l'avifaune asiatique, s'est constitué un génotype, baptisé Z, qui réussit à s'imposer de manière spectaculaire et véritablement hégémonique comme virus dominant. C'est ce génotype Z qui provoque l'épizootie d'ampleur sans précédent qui sévit en Asie depuis le deuxième semestre de 2003 et qui s'étend vers l'ouest de l'ensemble continental eurasien. L'étendue géographique de l'épizootie à la fois chez les oiseaux sauvages et les oiseaux domestiques tout comme le spectre d'espèces d'oiseaux et de mammifères touchés et malades sont inédits.

Associés à l'épizootie qui exerce une forte pression infectieuse sur l'homme, depuis la fin de 2003, plus de 100 cas humains d'infection à virus A(H5N1), répartis sur environ deux ans, ont été rapportés au Vietnam (principalement), en Thaïlande, au Cambodge, en Indonésie, en Chine et en Turquie. Au moment de la rédaction de ce livre, la grippe aviaire reste une maladie des oiseaux et les cas humains représentent, pour la quasi-totalité d'entre eux, des « culs-de-sac épidémiologiques ». Les quelques très rares passages entre humains se sont déroulés dans des conditions particulières de contact très prolongé, proche et sans protection individuelle. Il se peut que l'introduction de cet agent pathogène nouveau chez l'homme ne réussisse un jour et n'entraîne la première pandémie grippale du nouveau siècle. Pour cela, le virus doit changer profondément pour s'adapter à l'homme afin que la chaîne de transmission interhumaine soit suffisamment efficace pour causer une épidémie. Cette adaptation peut être soit progressive, par mutations cumulées, soit brutale, par réassortiment.

En matière de lutte contre la grippe, des progrès énormes sont survenus depuis 1997 : arrivée des antiviraux de deuxième génération (les inhibiteurs de neuraminidase N) et application de la génétique inverse (nouvelle méthodologie pour recréer des virus viables à partir d'éléments génétiques artificiels) à la préparation d'un vaccin prototype dont la mise sur le marché pourrait être accélérée par des aménagements réglementaires en cours dans l'Union européenne.

Les antiviraux « historiques » contre la grippe – l'amantadine et la rimantadine – étaient efficaces contre les virus de grippe A, mais les résistances, qui apparaissaient très rapidement ou existaient d'emblée, et leurs effets indésirables en faisaient des molécules peu intéressantes. L'arrivée du zanamivir™ puis de l'oseltamivir™, deux inhibiteurs compétitifs de la neuraminidase grippale issus du *drug design* (conception de médicament fondée sur des données de structure des virus et assistée par ordinateur), a tout changé. Efficaces à des concentrations très faibles, ultraspécifiques de la neuraminidase des virus grippaux, les molécules de deuxième génération sont sûres d'utilisation. Elles peuvent être administrées en curatif ou en prophylaxie de contact, voire saisonnière le cas échéant. Malgré l'observation de quelques souches virales parfois moins sensibles, l'apparition de résistance demeure rare et est le plus souvent liée à la baisse de vitalité du virus muté. L'ensemble des experts s'accordent pour leur reconnaître un rôle important dans la lutte contre la pandémie grippale, tant pour juguler la pandémie à la source que pour ralentir son arrivée dans le pays et en limiter l'impact sur la population. Cependant, le vaccin reste l'arme la plus attendue contre la grippe pandémique.

4. **Les fièvres hémorragiques virales (FHV) sud-américaines.** – Les fièvres hémorragiques virales africaines, comme celles d'Ebola ou de Marburg, sont bien connues car elles sévissent par bouffées épidémiques sur ce continent de manière de plus en plus récurrente. En revanche, les FHV sud-américaines sont plus rares et plus discrètes. On en retrouve dans divers pays de l'Amérique du Sud comme l'Argentine, la Bolivie, le Brésil ou encore le Venezuela. Elles sont causées respectivement par les virus Junin, Machupo, Sabia et Guanarito. Ce sont tous des virus de la famille des *Arenaviridae,* dont certains membres circulent également en Afrique, causant des FHV telle la fièvre de Lassa.

Les virus d'Amérique du Sud provoquent des zoonoses, c'est-à-dire des infections humaines à partir de leur réservoir animal. En effet, ces virus ont généralement comme hôte habituel des rongeurs, l'homme étant un hôte accidentel. Chaque virus possède le plus souvent une espèce hôte particulière de rongeurs. Les infections par des arénavirus sont relativement communes chez l'homme dans certains endroits du monde mais peuvent aussi causer des maladies très graves, souvent mortelles, comme des FHV.

Parmi les arénavirus qui causent des FHV, le virus Junin a été le premier isolé et décrit. Il a causé une épidémie limitée de FHV dans une petite région agricole des pampas argentines en 1958. Le passage du virus du rongeur à l'homme est sans doute la conséquence d'un changement dans l'utilisation agricole de la terre. La mutation de la culture traditionnelle à celle du maïs dans cette région a entraîné des changements au sein des populations de rongeurs, rendant plus probable dans les aires de culture du maïs un contact indirect avec l'homme. La FHV de Junin est une zoonose et il n'a pas été décrit de transmission interhumaine. La contamination humaine se réalise par inhalation de poussières contaminées par l'urine, par ingestion de nourriture contaminée et quelquefois également par l'intermédiaire de plaies souillées.

En 1959, une épidémie a été décrite en Bolivie, dans le département de El Béni. Causée par un arénavirus baptisé Machupo, elle a été suivie de plusieurs petites épidémies limitées à des foyers dans de petites communautés tout au long des années 1960. Le virus est endémique dans la région située au nord-est du département de El Beni et est inféodé à l'espèce de rongeur indigène en Bolivie septentrionale, *Calomys callosus.* Comme le virus Junin, le virus Machupo se retrouve dans les urines des rongeurs qui sont sans doute la source virulente à partir de laquelle s'infecte l'homme. La contamination est probablement indirecte et par l'intermédiaire de poussières souillées. De 1959 à 1962, 470 cas de FHV ont été rapportés officiellement en Bolivie dont 142 mortels. Contrairement au virus Junin, il semble que le virus bolivien puisse se transmettre d'homme à homme comme le suggèrent les données issues d'une épidémie nosocomiale de FHV à virus Machupo en 1971 dans le département voisin de Cochabamba. La transmission aurait pu se faire par inhalation de virus aérosolisé dans l'hôpital ou par piqûre ou coupure par des objets souillés. Il n'y a pas eu de nouvelles épidémies à virus Machupo jusqu'en 1994 où un foyer initial a éclaté dans une famille de Magdalena, toujours dans le département de El Beni.

L'incubation est de moyenne durée, allant d'une à deux semaines, et le début se signale par un syndrome pseudo-grippal avec fièvre, fatigue, malaise auxquels s'ajoutent céphalées, myalgies accompagnées de forte douleur au niveau des vertèbres lombaires. Prostration, anorexie et tremblements avec douleurs abdominales succèdent à la phase initiale et des perturbations hémodynamiques sont à l'origine de manifestations hémorragiques comme des saignements nasopharyngés, génito-urinaires, gastro-intestinaux ou encore pulmonaires. Dans un tiers des cas symptomatiques, le cas évolue vers un syndrome de choc et la mort.

Le virus de la FHV du Venezuéla, un autre arénavirus, a été décrit pour la première fois en 1989. Il partage les mêmes caractéristiques que les virus Junin et Machupo. Il circule dans un réservoir animal de rongeurs : le rat du coton *(Sigmodon alstoni)* et la souris de la canne à sucre à queue courte *(Zygodontomys brevicauda)*. Il est endémique dans deux États vénézuéliens de Portuguesa et Barinas. Contrairement au virus Machupo, le virus Guanarito ne semble pas capable de se transmettre d'homme à homme. Au cours de l'épidémie de 1989, environ un tiers des cas sont morts de FHV. Un autre arénavirus proche des précédents a été décrit au Brésil sous le nom de Sabia.

Le traitement des maladies causées par ces arénavirus du Nouveau Monde ne combat que les effets de l'infection virale. La ribavirine a été utilisée en traitement antiviral mais son efficacité n'est pas démontrée.

5. **Le virus Nipah : une nouvelle cause d'encéphalites en Asie.** – L'encéphalite japonaise (EJ) est l'encéphalite virale la plus importante chez l'homme en Asie. Elle est endémique en Malaisie sous la forme

de cas sporadiques. La Malaisie est située au cœur de l'Asie du Sud-Est et se compose de la Malaisie péninsulaire et de la Malaisie insulaire orientale (Sabah et Sarawak). La première est encadrée par la Thaïlande au nord et Singapour au sud. Un rapport du ministère de la Santé de Malaisie indique que le nombre total de cas d'EJ entre 1989 et 1998 s'élève à 529, allant de 9 à 91 cas par an avec une moyenne annuelle de 53. Le nombre de décès enregistrés pour la même période était 35, allant de 6 à 10 par an avec une moyenne de 3.

En septembre 1998, des cas groupés de patients souffrant d'encéphalite fébrile aiguë associée à une létalité élevée ont été observés dans la banlieue de la ville d'Ipoh dans la zone de Kinta (État de Perak) en Malaisie péninsulaire. Tous ces patients étaient liés à l'élevage de porcs. Le foyer d'encéphalite fébrile chez l'homme avait été précédé par une épizootie d'encéphalite et de maladies respiratoires chez les porcs dans la même zone. Tout d'abord, la maladie observée chez les porcs a été attribuée à la peste porcine classique tandis que les décès chez l'homme semblaient être dus au virus de l'EJ (VEJ). En effet, les recherches initiales au laboratoire sur les causes de l'encéphalite aiguë de 28 patients dans le lieu initial de l'épidémie ont diagnostiqué une infection récente par le virus de l'EJ pour quatre patients sur les 28. L'idée que l'épidémie était due au VEJ a été renforcée par la présence d'anticorps spécifiques du VEJ dans les sérums issus d'un certain nombre de patients qui ont souffert de la maladie et par la détection positive d'éléments génétiques du VEJ dans certains des sérums de ces patients. De plus, le cycle du VEJ implique l'homme et le porc, ce dernier jouant le rôle d'espèce amplificatrice. Diverses mesures de contrôle fondées sur la lutte contre l'EJ ont été mises en place activement par le ministère de la

Santé pour combattre l'épidémie dans la zone de Kinta et plus tard dans tout le pays (vaccination contre l'EJ et démoustication, car c'est une arbovirose transmise par certains moustiques). Quatre mois plus tard (décembre 1998), l'épidémie s'était étendue à Sikimat, une ville dans l'État du Negeri Sembilan, tandis que dès février 1999, toujours dans le même État, une maladie semblable chez les porcs et les humains a été identifiée dans le village de Sungai Nipah et le Bukit Pelandok (la plus importante région dans cet État pour l'élevage porcin). La diffusion de l'épidémie a été associée au mouvement des porcs depuis la zone de Kinta et d'une ferme à l'autre. Un mois plus tard, 11 cas humains de maladie respiratoire et d'encéphalites dont un est décédé ont été rapportés parmi des ouvriers d'abattoir à Singapour ayant manipulé des porcs provenant des régions de Malaisie péninsulaire où sévissait l'épidémie. La dernière localité impliquée dans la diffusion de l'épidémie était Sungai Buluh, dans l'État de Selangor, dans le centre-ouest de la Malaisie péninsulaire, le dernier cas mortel aigu ayant été rapporté fin mai 1999.

Au début de mars 1999, un nouveau paramyxovirus, le virus (de) Nipah (NIV), a été isolé dans le liquide céphalo-rachidien (LCR) d'un patient encéphalitique provenant du village de Sungai Nipah et a ensuite été identifié comme l'agent étiologique responsable de l'épidémie. L'épidémie à Singapour s'est achevée quand l'importation des porcs à partir de Malaisie a été interdite tandis que l'épidémie en Malaisie a cessé grâce à l'instauration de nouvelles mesures de lutte basées sur la découverte du nouveau virus et l'abattage massif de plus d'un million de porcs. Au total, 283 cas humains d'encéphalite aiguë, dont 109 sont morts, ont été enregistrés au cours de cette épidémie de septembre 1998 à décembre 1999.

Comme cela est le cas lors de l'émergence d'une nouvelle maladie humaine d'origine animale, la priorité lors des recherches destinées à permettre la prévention et la lutte contre la maladie est de déterminer le ou les réservoirs animaux ainsi que les éventuelles espèces amplificatrices. Dans le cas du virus Nipah, les recherches se sont orientées tant vers les animaux domestiques (chiens, chats, chèvres, poulets et poissons) que vers la faune sauvage (sangliers, rongeurs, oiseaux et chauves-souris) avec une attention toute particulière pour les chauves-souris frugivores dans la mesure où le virus Nipah est étroitement apparenté au virus australien Hendra, découvert quelques années plus tôt dans la banlieue de Brisbane, et dont le réservoir est constitué précisément par des espèces de chauves-souris frugivores. Bien que la présence d'anticorps reconnaissant le virus Nipah chez les animaux domestiques (chiens, chats, chèvres et chevaux) soit la preuve de leur infection virale, ces espèces représentent des culs-de-sac épidémiologiques. On pense que la source de leur infection est constituée par les porcs. Quant aux animaux sauvages, aucun anticorps ne signe un contact avec le virus, à l'exception de cinq espèces de chauve-souris. Un grand nombre d'individus et d'espèces de chauves-souris a été analysé et des anticorps neutralisant le NIV ont été trouvés principalement dans des roussettes des îles *(Pteropus hypomelanus)* et des roussettes malaises *(Pteropus vampyrus)* mais aucun virus Nipah n'a pu alors être isolé. Cependant, la collecte d'urine et d'écouvillons passés sur des fruits entamés par des roussettes a permis l'isolement de deux virus Nipah, indiquant que le réservoir de ce virus est bien une espèce de chauves-souris.

Depuis l'épidémie malaisienne et singapourienne, d'autres épidémies se sont déclarées au Bangladesh, tous les ans entre 2001 et 2005. Jusqu'en 2005, les épidémies de Nipah ont éclaté au Bengladesh avec une saisonnalité marquée : en avril 2001 dans le district de Meherpur (13 cas, 9 morts), en janvier 2003 dans le district de Naogaon (12 cas, 8 morts), en janvier et février 2004 dans les provinces de Manikganj et de Rajbari (42 cas, 14 morts), et en février 2004 dans le district de Faridpur (36 cas, 27 morts). Au cours de cette dernière épidémie, il semble qu'il y ait eu pour la première fois une transmission de personne à personne, ce qui est inquiétant car le virus pourrait bien s'installer dans l'espèce humaine et perdre son caractère zoonotique. De plus, des formes respiratoires conduisant à un syndrome de détresse respiratoire aiguë sont apparues pour la première fois pour l'infection par le virus Nipah. Enfin, en janvier 2005, une épidémie a affecté le district de Tangail, faisant 32 malades dont 12 sont décédés.

Bien qu'il soit impossible de déterminer avec certitude les causes de l'émergence de ce virus, il n'en demeure pas moins que des événements et des facteurs peuvent être évoqués pour expliquer le passage du virus des chauves-souris à l'homme. Il semble tout d'abord que le virus soit passé des chauves-souris frugivores à des porcs avant de passer à l'homme. Depuis vingt ans, la zone d'habitat des chauves-souris en Asie du Sud-Est ne cesse de se rétrécir en raison de la déforestation. La pratique de la déforestation par brûlage a provoqué un feu immense qui a duré des mois et a affecté une grande partie du Sud-Est asiatique. À ces feux s'est ajoutée une sécheresse consécutive à une sévère oscillation méridionale de El Niño en 1997-1998. Tous ces phénomènes se sont conjugués et ont conduit à une pénurie d'arbres fruitiers, ce qui a poussé les chauves-souris frugivores à rechercher leur nourriture dans les vergers dans la banlieue d'Ipoh. La configuration des porcheries dans les premières fermes touchées a rendu possible la transmission du nouveau virus, du réservoir constitué par la chauve-souris aux porcs domestiques puis de ces derniers à la population humaine. Les données indiquent que cette double introduction se serait réalisée en 1997.

L'aire de répartition des chauves-souris susceptibles d'abriter le virus Nipah couvre plusieurs pays d'Asie du Sud et déborde sur Madagascar et l'Australie. Ainsi, un virus extrêmement proche du virus Nipah a été retrouvé chez des chauves-souris au Cambodge en 2005. Le virus Hendra, qui avait été découvert en 1994, est très proche du virus Nipah et a lui aussi des chauves-souris comme réservoir animal. Il a causé la mort de 13 chevaux et d'un homme à Hendra dans la banlieue de Brisbane, en Australie. Il a aussi tué deux autres chevaux et un homme la même année à 1 000 km de distance. D'autres incidents ont eu lieu, impliquant à chaque fois un cheval : à Cairns en 1999, à Townsville en 2004. Dans ce dernier cas, le vétérinaire qui avait réalisé l'autopsie du cheval a été lui aussi infecté. Il s'en est d'abord rétabli mais il est mort un an après d'une rechute.

Bien que les virus Nipah et Hendra n'aient causé que quelques épidémies locales, leurs propriétés font qu'ils pourraient infecter un large spectre d'espèces hôtes et produire une maladie hautement mortelle chez l'homme. De ce fait, cette infection virale émergente est devenue une réelle question de santé publique.

III. – Exemples d'émergence virale de connaissance

Parmi les virus qualifiés d'« émergents », nous avons pu analyser des exemples d'émergence réelle. Il existe aussi de nombreux cas d'émergences dites de connaissance, c'est-à-dire des maladies anciennes mais dont l'origine virale n'a pu être identifiée qu'aujourd'hui. Il s'agit principalement de virus associés à des infections chroniques et hors de contexte épidémique aigu, comme le montrent les exemples développés ci-dessous.

1. **Le sarcome de Kaposi et l'herpèsvirus 8.** – Connu depuis plus d'un siècle, le sarcome de Kaposi (SK) est une tumeur qui se manifeste avant tout par des lésions cutanées et qui existe sous quatre formes épidémiologiques bien différentes.

La première à avoir été décrite (par le dermatologue viennois Moritz Kaposi en 1872) est la forme dite classique. Cette maladie est présente de façon sporadique chez des patients du pourtour du Bassin méditerranéen, en particulier en Italie et en Grèce, où son incidence est rare. Le SK classique, en général peu agressif et souvent indolent, atteint principalement les hommes âgés et survient surtout sous forme cutanée au niveau des membres inférieurs.

La deuxième forme, bien décrite depuis les années 1950, est la forme endémique, fréquente en Afrique de l'Est et centrale. La présentation clinique est variable, soit très comparable à la forme classique, soit plus agressive avec des nodules cutanés disséminés mais aussi des lésions infiltrantes parfois viscérales et des atteintes ganglionnaires. Cette forme survient avant tout chez les hommes de plus de 40 ans. Beaucoup plus rarement, le SK endémique se développe chez le jeune enfant sous une forme ganglionnaire sévère.

La troisième forme correspond à la forme dite post-transplant, décrite à partir des années 1970. Elle est rencontrée chez les patients greffés, en particulier de rein, recevant un traitement immunosuppresseur de longue durée.

La dernière forme épidémiologique, la plus répandue actuellement, est la forme épidémique, initialement diagnostiquée surtout chez des homosexuels masculins, américains, infectés par le virus du sida (VIH-1). Il s'agit souvent de formes disséminées avec des lésions multifocales et une atteinte viscérale. Le SK épidémique représente une des maladies opportunistes les plus fréquentes et le premier cancer chez les sidéens. Cette tumeur pose en Afrique de l'Est et centrale un véritable problème de santé publique : depuis peu, c'est le cancer le plus fréquent, représentant suivant les régions de 10 à 50 % de tous les cancers diagnostiqués.

Malgré ces différences importantes, au niveau clinique et épidémiologique, l'aspect anatomo-pathologique des lésions des quatre formes de SK est similaire.

Une étiologie infectieuse, surtout virale, du SK a été suspectée depuis des décennies. L'explosion épidémique de cette tumeur, surtout chez les homosexuels masculins dans le cadre de l'infection par le VIH-1 au début des années 1980, n'a fait que renforcer cette hypothèse, qui était alors fondée sur des arguments épidémiologiques. Il a fallu cependant attendre plus de dix ans pour que l'agent étiologique du SK soit identifié. L'herpèsvirus humain 8 (HHV-8), dernier décrit des herpèsvirus, fut en effet découvert fin 1994 aux États-Unis. C'est le premier des herpèsvirus humains à avoir été identifié grâce à une technique de biologie moléculaire, les sept autres ayant été isolés initialement par des méthodes de culture cellulaire. Une technique d'amplification moléculaire différentielle permit en effet de détecter deux petits fragments d'ADN d'un herpèsvirus inconnu, dans les lésions tumorales cutanées d'un patient sidéen ayant un sarcome de Kaposi.

Il fallut ensuite valider l'association entre ce nouveau virus et le SK. Démontrer une association causale entre un agent infectieux et une tumeur est parfois très difficile et l'utilisation des classiques critères de Koch (un agent infectieux = une maladie) ne sont pas réellement applicables. Les agents infectieux incriminés dans ces tumeurs (comme les virus de l'hépatite B et C et les cancers du foie ou les papillomavirus et le cancer du col de l'utérus) sont en effet très fréquents dans la population générale, contrairement aux maladies qu'ils causent. Par ailleurs, la tumeur survient souvent longtemps après la primo-infection (de plusieurs années à plusieurs décennies), impliquant l'intervention fréquente de cofacteurs essentiels. Enfin, les expériences menées sur les animaux ne permettent pas toujours de reproduire de manière probante la maladie. Actuellement, la relation causale entre l'HHV-8 et toutes les formes de SK a été bien démontrée par des enquêtes épidémiologiques, en particulier prospectives, et des données de virologie moléculaire.

L'HHV-8 n'est pas présent avec la même fréquence partout. Il est endémique dans les zones où le SK est fréquent (Bassin méditerranéen et surtout Afrique centrale et de l'Est). On estime qu'il existe dans le monde plusieurs centaines de millions de personnes infectées par ce virus, dont au moins 150 millions en Afrique intertropicale. L'HHV-8 est beaucoup plus rare dans les pays occidentaux (États-Unis, Europe centrale et du Nord) où la séroprévalence est inférieure à 5 %. De plus, les modes d'infection ne semblent pas être les mêmes entre les pays de faible endémie et ceux de moyenne et forte endémie. Alors que, dans la population homosexuelle masculine (principalement aux États-Unis et en Europe), le virus se transmet surtout durant les contacts sexuels, la transmission en zone de forte endémie (Afrique) se fait avant tout de la mère à l'enfant puis entre enfants. La salive semble jouer un rôle majeur dans la transmission virale. L'HHV-8 ne semble pas être un virus fréquemment transmissible par don du sang. La transmission du virus peut, par contre, survenir lors d'une transplantation d'organe. Enfin, la transmission hétérosexuelle semble faible aussi bien en zone de forte que de faible endémie HHV-8. Il reste cependant à expliquer comment l'HHV-8, virus probablement transmis par la salive et surtout très ancien dans la population humaine, ne s'est pas davantage disséminé dans la population mondiale au cours du temps (comme c'est le cas, par exemple, pour le virus d'Epstein-Barr, le plus proche des autres herpèsvirus humains), mais persiste de façon restreinte dans de larges foyers d'endémie (Afrique intertropicale, Bassin méditerranéen).

Enfin, question importante dans le cadre de l'émergence virale : d'où vient ce virus ? Quelle en est son origine chez l'homme ? Plusieurs études récentes ont montré la présence d'herpèsvirus proches de l'HHV-8 chez plusieurs espèces de singes, dont les chimpanzés, gorilles et gibbons. Cependant, contrairement à ce qui existe pour d'autres virus dont le rétrovirus humain VIH, la présence de l'HHV-8 chez l'homme n'est pas liée à une transmission récente d'un virus simien. En effet, dans le domaine des herpèsvirus, on observe une co-évolution très ancienne entre l'hôte (ici l'homme et les grands singes) et les virus (HHV-8 et virus apparentés) qu'il héberge. Il existe des herpèsvirus spécifiques qui infectent chaque espèce de primates, probablement depuis des millions d'années, sans phénomènes de transmission interespèces.

La notion de coévolution présente chez ces virus et la récente découverte d'herpèsvirus chez les grands singes, faisant partie de groupes phylogénétiques différents de l'HHV-8, font fortement suggérer la présence chez l'homme d'autres herpèsvirus encore inconnus. La recherche de ces virus est en cours dans de nombreux laboratoires.

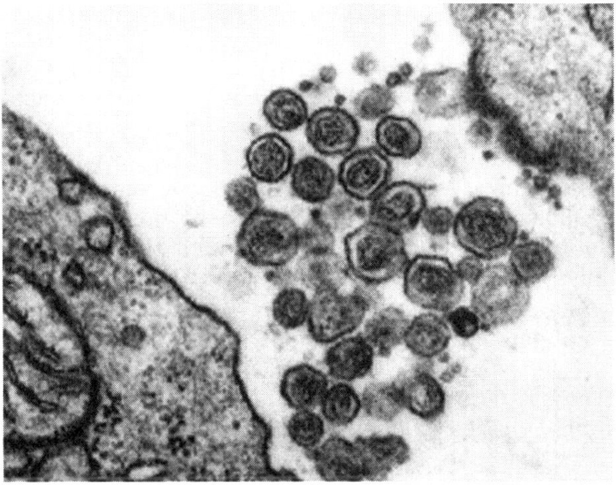

Fig. 4. – Virus HTLV-1

Particules rétrovirales produites par une culture cellulaire de lymphocytes T provenant d'un patient ayant une maladie neurologique associée à l'HTLV-1. Les particules virales se trouvent dans l'espace intercellulaire et sont vues ici en microscopie électronique. Le diamètre moyen des virus est de l'ordre de 100 nm.

2. **STLV-1/HTLV-1 : un rétrovirus humain oncogène, des singes aux hommes.** – Chez l'animal, de nombreuses maladies, dont certains cancers, sont liées à des rétrovirus. Il s'agit de virus dont le matériel génétique est de l'ARN – comme de nombreux autres virus – mais qui possède en outre une enzyme spécifique, la transcriptase inverse, permettant de passer de la molécule d'ARN à une molécule d'ADN, afin de s'intégrer dans le génome de la cellule hôte. Ainsi, à titre d'exemple, les scientifiques savent depuis près d'un siècle que des cancers du sang (ou leucémies) peuvent se développer chez plusieurs espèces de souris après une infection

par un rétrovirus et que des sarcomes (cancers du tissu conjonctif) peuvent survenir chez des poulets infectés par un autre groupe de rétrovirus. La découverte des gènes viraux responsables de ces cancers (les oncogènes viraux) a constitué une avancée majeure dans le domaine de l'étiologie des cancers et des mécanismes moléculaires à l'origine du développement des tumeurs malignes. Plusieurs prix Nobel furent attribués pour ces découvertes. Malgré ces nombreux modèles animaux, il fallut attendre encore de nombreuses décennies pour que soit isolé le premier rétrovirus associé à une tumeur chez l'homme. Ce fut l'HTLV-1 (pour virus de la leucémie/lymphome à cellule T humaine de type 1), découvert au début des années 1980, aux États-Unis, dans les cellules en culture à long terme d'une leucémie. Ce virus fut isolé par des techniques de culture cellulaire, grâce au facteur de croissance des lymphocytes T, qui, ajouté dans le milieu de culture, permettait de faire pousser les cellules infectées. Ce virus qui immortalisait/transformait les cellules infectées fut visualisé en microscopie électronique. Par ailleurs, la détection de la transcriptase inverse dans le surnageant des cultures permettait d'affirmer l'existence d'un rétrovirus, dont la caractérisation moléculaire fut réalisée rapidement. Il fut ensuite établi, sur un faisceau d'arguments épidémiologiques, moléculaires et expérimentaux, que ce nouveau rétrovirus était l'agent causal d'un cancer du sang rare appelé la leucémie T de l'adulte (ATL). Cette leucémie, initialement décrite à la fin des années 1970 au sud du Japon puis dans les Caraïbes, est une prolifération maligne de cellules lymphoïdes T au très sombre pronostic. Par la suite, une maladie neurologique chronique, responsable d'une paralysie des membres inférieurs et fréquente dans les Caraïbes, fut aussi associée à ce virus.

Les études épidémiologiques montrèrent que l'HTLV-1 était un virus qui existait sous forme de foyers circonscrits et fortement endémiques situés parfois à côté de zones où il était très rare. On estime que ce virus infecte environ 15-20 millions de personnes dans le monde. Les principales zones d'endémie sont le sud du Japon, certaines régions d'Afrique intertropicale, les Caraïbes et ses alentours (Brésil, Guyane, Colombie...), et des régions du Moyen-Orient et de Mélanésie. Dans ces zones, le virus se transmet principalement de la mère à l'enfant par un allaitement prolongé et de l'homme vers la femme par voie sexuelle, mais aussi par transfusion de cellules infectées.

Par ailleurs, l'HTLV-1 possède une très grande stabilité génétique (inhabituelle pour un rétrovirus), avec des variants moléculaires associés à l'origine géographique des souches étudiées (Afrique centrale, Mélanésie, Japon...). Cette grande stabilité génétique est utilisée comme un outil moléculaire pour mieux comprendre les anciens mouvements de populations infectées par ces virus. Ainsi, les souches virales présentes aux Antilles et dans certaines populations d'Amérique du Sud sont identiques à celles infectant les habitants d'Afrique de l'Ouest, témoin d'une origine commune ancienne.

Par la suite, plusieurs équipes ont cherché à comprendre quelle était l'origine de ce virus : d'où venait-il ? Existait-il un réservoir animal ? Comment s'étaient formés les foyers endémiques ? Une avancée importante dans ce domaine fut réalisée par des équipes japonaises qui démontrèrent dès 1984 la présence de virus très proches des HTLV-1, les STLV-1, dans des populations de singes vivant au Japon. De plus, des leucémies identiques aux ATL furent décrites chez des singes infectés par le STLV-1. Dans la décennie qui suivit, furent découverts d'autres STLV-1 dans de nombreuses espèces de singes d'Afrique (chimpanzés, gorilles, mandrills, singes verts...) et d'Asie (macaques, orangs-outans...). Il n'existait pas de variabilité nette en fonction de l'espèce, ce qui aurait été en faveur d'une coévolution entre l'hôte et le virus, mais plutôt des similitudes très fortes avec des agrégats moléculaires en fonction de l'origine géographique des animaux, ce qui plaidait pour un mode de transmission interespèce du STLV-1. Par la suite, la comparaison des virus simiens et humains a montré, dans certains cas, une similitude très grande, voire une quasi-identité. Ainsi, des virus STLV-1 de chimpanzés ou de mandrills d'Afrique centrale sont quasi identiques à des HTLV-1 présents chez des habitants du Gabon, du Cameroun ou du Zaïre. Ces données renforcent encore l'hypothèse d'une transmission interespèces de STLV-1 à des hommes, transmission à l'origine de la présence des HTLV-1. La dissémination progressive dans l'espèce humaine avec formation de foyers endémiques est liée à des transmissions intrafamiliales par passages sexuels d'un homme infecté vers une femme puis par allaitement d'une mère infectée à ses enfants. Il est difficile de dater avec précision l'époque des passages interespèces de virus, à l'origine des foyers actuels : cela peut varier de quelques centaines d'années à plusieurs millénaires, voire dizaines de millénaires pour les principaux sous-types de virus. Il faut cependant garder à l'esprit que de tels événements de transmissions interespèces continuent certainement encore actuellement, car il s'agit d'un processus continu.

La distribution actuelle des virus HTLV-1 chez l'homme est donc la résultante de trois événements principaux qui se sont succédé depuis quelques milliers d'années.

Le premier est la transmission de STLV-1 à des hommes. Un tel événement peut survenir à de nombreuses reprises à l'occasion surtout d'épisodes de chasse avec des contacts entre principalement le sang ou la salive d'un animal et une plaie chez l'homme à la suite de morsures, de blessures, etc.

Le deuxième événement est la transmission interhumaine progressive, tout d'abord intrafamiliale, puis intravillageoise puis loco-régionale, surtout dans un environnement partageant les mêmes habitudes socioculturelles et économiques. La nécessité de contacts intimes et prolongés (allaitement, sexe) pour la transmission de l'HTLV-1 pourrait, tout au moins en partie, expliquer la persistance de ce virus dans des foyers localisés.

Le troisième événement, plus récent, qui a permis de faire sortir ce virus de ses foyers originels, est lié à de grands mouvements et déplacements de populations infectées. Un des principaux exemples est la traite des esclaves qui fit partir du continent africain vers le continent américain plusieurs millions d'adultes, dont certainement un grand nombre étaient infectés par l'HTLV-1. Ce dernier épisode explique par exemple très bien l'existence de foyers endémiques dans les Caraïbes et dans certaines régions d'Amérique du Sud, en Colombie, au Brésil ou en Guyane française.

Des études récentes ont montré l'existence chez plusieurs espèces de singes d'Afrique de rétrovirus proches des STLV-1, mais suffisamment divergents au niveau moléculaire pour constituer un nouveau type de virus, nommé STLV-3. Étant donné la vaste distribution de ces STLV-3 dans de nombreuses espèces de singes, réparties dans plusieurs régions du continent africain, il a été suggéré, depuis plusieurs années, la possibilité de l'existence de virus apparentés à ces STLV-3 chez les hommes. Une telle présence témoignant, une fois de plus, de phénomènes de transmission interespèces. Ces virus viennent d'être découverts.

Cet exemple révèle l'importance de la veille microbiologique et témoigne de la possibilité de prévoir certaines émergences virales. L'histoire n'est du reste pas finie et de nouveaux rétrovirus de type HTLV/STLV seront certainement découverts dans les prochaines années. L'important sera alors d'en apprécier l'importance en santé publique humaine.

Les exemples que nous venons de prendre illustrent la grande diversité des émergences virales, qu'il s'agisse du type de virus en cause, des mécanismes de l'émergence, de leur importance en santé publique ou des circonstances de leur découverte. Ils constituent une sorte de panorama de l'émergence virale. Nous allons, dans la suite de cet ouvrage, analyser plus en détail ce processus au travers de quatre « histoires de virus » particulièrement significatives. Ces histoires donnent un certain nombre de clés pour pouvoir mieux décrypter les futures émergences virales.

Chapitre III

LE SYNDROME RESPIRATOIRE AIGU SÉVÈRE (SRAS) ET SON VIRUS

L'épidémie de pneumonie atypique ou syndrome respiratoire aigu sévère (SRAS) a fait 8 098 victimes dont 774 sont décédées selon les estimations de l'OMS en 2003. Des cas ont été rapportés dans 29 pays mais l'épidémie a surtout touché la Chine (province de Canton et Pékin principalement) avec 66 % des cas et 45 % des décès, Hong Kong (22 % des cas / 39 % des décès), Taiwan (4 % / 5 %), Singapour (3 % / 4 %) et le Vietnam (1 % / 1 %). Hors de l'Asie, le Canada (Toronto) a été le pays le plus touché (3 % / 6 %). Comme toutes les épidémies, elle a connu quatre phases : introduction, diffusion, amplification et régression. En réalité, la phase d'amplification a été de courte durée et, par la conjugaison des caractères intrinsèques des infections dues au virus du SRAS et des actions de santé publique mises en œuvre, il n'y a pas eu une explosion épidémique globale et la régression fut rapide partout dans le monde.

I. – Historique et épidémiologie descriptive

1. **Une genèse multiple en catimini.** – Les premiers cas de pneumonie atypique dans la province de Canton remontent à la mi-novembre 2002 tandis que le premier rapport officiel de l'OMS date du 11 février 2003. La phase de diffusion du nouveau virus dans la population humaine avait alors déjà débuté.

En effet, à ce moment-là, les autorités sanitaires de la province de Canton avaient rapporté, pour la période du 16 novembre 2002 au 9 février 2003, 305 cas de pneumopathies atypiques dont cinq décès. En date du 12 février 2003, alors que la grippe avait été évoquée, aucun virus grippal n'avait pu être isolé ou seulement détecté parmi ces 305 cas, rapportés dans six municipalités de la province de Canton (Guangdong) : Foshan, Guangzhou, Heyuan, Jiangmen, Shenzhen et Zhongshan. À la mi-février 2003, aucun cas nouveau n'était plus officiellement observé à Foshan, Heyuan et Zhongshan, et le nombre de nouveaux cas était en diminution à Guangzhou, Jiangmen et Shenzhen. Cela correspond à la phase de régression de la « première vague » au cours de laquelle il semble que plusieurs foyers de pneumonies atypiques ont démarré indépendamment dans la province de Canton. Au moins sept foyers initiaux ont été identifiés (dans les sept municipalités susdites), dont six n'ont donné qu'une chaîne de transmission à deux ou trois niveaux.

2. **Diffusion du virus en Chine continentale.** – En Chine, la diffusion s'est faite localement puis régionalement dans la province de Canton qui a compté au total un peu moins du tiers des cas de Chine populaire. Le SRAS a ensuite diffusé à distance vers le nord de la République populaire, dans quatre provinces disposées en croissant autour de Pékin et adjacentes avec cette ville ou entre elles. La quasi-totalité des cas hors du Guangdong a été enregistrée dans ces régions septentrionales. Pékin a compté à elle seule près de la moitié des cas de la Chine. De manière frappante, Shanghai et sa province ont été épargnées ou presque.

Alors que la « première vague » passait dans la province de Canton, l'épidémie s'apprêtait à démarrer à Pékin au début du mois de mars 2003. Après l'introduction du SRAS dans cette ville, sont survenues une phase de diffusion entre les 5 et 21 avril, suivie d'une phase dite de contrôle du 22 avril au 7 mai pendant laquelle l'augmentation de l'incidence des cas a généré la mise en œuvre de mesures de contrôle sanitaire, puis, du 8 mai au 24 juin, d'une phase de régression menant à la fin de l'épisode de SRAS à Pékin. Si le déclin de l'épidémie a été rapide à Pékin, la capitale a été la dernière ville chinoise à être retirée de la liste des recommandations de restriction de voyage de l'OMS et des aires de transmission locale (24 juin 2003).

3. **Diffusion aéroportée du SRAS et de son virus.** – Au 14 juillet 2003, 40 vols commerciaux ayant transporté au moins un cas probable symptomatique de SRAS (passagers ou membres de l'équipage) ont été rapportés à l'OMS, après vérification. Parmi ces vols, cinq seulement étaient internationaux et un seul d'entre eux a été associé à un événement de « supercontamination ». Il s'agit du vol CA 122 de Hong Kong à Pékin du 15 mars 2003 qui totalise 24 infections (22 passagers et 2 membres de l'équipage). Le 23 mars 2003, un autre vol commercial entre Hanoi et Paris avec une escale à Bangkok est associé à l'infection de trois personnes (un membre d'équipage – Hanoi/Bangkok et deux passagers – Bangkok/Paris) par un passager – un médecin de retour de l'hôpital français de Hanoi. Les voies de transmission virale sont à ce jour l'objet de discussions. Il est probable que les gouttelettes de type « gouttelettes de Plfüge » en suspension dans l'air y aient contribué tout autant que la transmission par les mains contaminées, sans exclure une combinaison des deux.

4. **Diffusion internationale du SRAS et de son virus.** – Parti du Guangdong, le SRAS et son virus ont atteint

Hong Kong au mois de février 2003. Le 21 de ce mois, un médecin souffrant d'une infection respiratoire aiguë depuis le 15 et venant du Guangdong pour rendre visite à sa famille a séjourné au neuvième étage de l'hôtel M à Hong Kong (chambre 911). Dès le lendemain, il fut admis à l'hôpital 1 de Hong Kong où il mourut le jour suivant. Quatre membres du personnel soignant et deux membres de sa famille sont ensuite tombés malades, un membre de sa famille décéda. Dix autres personnes qui ont contracté le SRAS ont séjourné elles aussi le 21 février à l'hôtel M. Deux autres malades du SRAS ont également été clients de cet hôtel au moment où au moins l'un des autres clients était symptomatique. Neufs des treize malades, incluant le premier cas, ont occupé une chambre au neuvième étage, l'un a séjourné à la fois au neuvième et au quatorzième étage, tandis que les deux autres avaient séjourné aux étages 11 ou 14. À partir de cet hôtel, ont essaimé 11 cas de SRAS : trois vers les hôpitaux 1, 2 et 3 de Hong Kong ; deux vers le Canada dont l'un sera associé à 16 cas à la source de l'épidémie de Toronto ; un vers Hanoi (cas index de l'hôpital français associé à 59 cas dans le personnel de l'hôpital français) ; trois vers Singapour où a commencé ensuite l'épidémie avec 70 cas associés, y compris l'un des soignants qui est ensuite allé en Allemagne et a infecté deux autres personnes ; un client de l'hôtel M parti en Irlande et un autre aux États-Unis (avec deux cas directement associés).

5. **Les mesures de lutte.** – Dans la plupart des pays les plus touchés (Chine populaire, Hong Kong ou Singapour) à l'exception du Canada, des hôpitaux spéciaux ont été désignés pour accueillir les malades de SRAS. Dans tous les cas, la protection du personnel soignant par des barrières physiques adéquates (mas-

ques, gants et vêtements de protection) a été efficace pour décroître la contamination nosocomiale. Les études montrent toutes l'effet bénéfique des mesures de protection, de restriction de circulation dans les quartiers ou les hôpitaux et du raccourcissement autant que possible du délai entre le début de la maladie et l'hospitalisation. Dans certains pays, comme à Singapour ou en Chine, les mesures ont été fermes. À Pékin, par exemple, les écoles primaires et secondaires ont été fermées à partir du 23 avril 2003 pour deux semaines. Deux jours avant, il avait été annoncé que le week-end autour du 1er mai, traditionnellement long, serait raccourci.

II. – La maladie appelée Syndrome respiratoire aigu sévère (SRAS)

1. **Durée d'incubation et période de contagiosité.** – La durée d'incubation est courte, en moyenne de six jours et demi, allant de un à seize jours (ces deux extrêmes sont rares, le maximum étant généralement de dix jours). La variation de la durée d'incubation pourrait être due aux modalités de transmission (voie, dose infectante, etc.). La période de contagiosité maximale semble se situer au cours de la deuxième semaine de la maladie, surtout pour les patients atteints sévèrement ou dont l'état de santé se détériore rapidement. L'expérience de Singapour indique qu'il survient peu de cas secondaires lorsque les patients sont isolés avant le 5e jour de maladie. Il y a eu peu de cas rapportés de contamination de personnes saines par un individu infecté dans sa phase d'incubation ou d'apparition des symptômes avant-coureurs. Il n'y a eu aucun cas rapporté de contamination de personnes saines par un individu convalescent après le 10e jour suivant la tombée définitive de sa fièvre.

2. **Les symptômes et l'évolution clinique.** – Comme pour la plupart des maladies, l'évolution clinique peut être très variable. Elle peut aller de symptômes légers à la détresse respiratoire aiguë causant la mort. Toutes les études publiées montrent que le symptôme le plus commun aux patients atteints du SRAS est la fièvre avec une température supérieure à 38 °C. La fièvre n'est cependant pas systématique même si son absence est plutôt rare. Comme pour d'autres infections respiratoires aiguës, les symptômes comme frissons, céphalées, malaise et myalgie font très souvent partie du tableau clinique. L'expression initiale de la maladie n'est pas spécifique du SRAS et peut faire penser à d'autres infections comme celles à *Chlamydia sp.* ou *Mycoplasma sp.,* voire à la grippe. L'absence très fréquente de coryza (rhinorrhée) est une différence avec l'infection grippale. D'autres signes comme les nausées, les expectorations et les vomissements sont aussi généralement absents. Quant aux diarrhées, elles ont été un signe important et constant dans des sites particuliers comme un des foyers de SRAS à Hong Kong.

La phase symptomatique du SRAS peut être divisée en trois périodes.

1 / La première semaine à partir du début de la maladie est caractérisée par de la fièvre qui peut rétrocéder au traitement symptomatique, des myalgies, de la toux non productive et d'autres symptômes généraux qui diminuent en quelques jours généralement. Lors de la recherche de virus, une minorité de cas est positive avant le 3e jour après le début des symptômes dans les aspirations nasopharyngées (ANP) ou les écouvillonnages de nez ou de gorge (ENG), la majorité étant détectée à partir de la fin de la première phase (6e jour). Le virus dans les selles a généralement été détecté plus tardivement que dans l'appareil respiratoire. Sa détection y est encore plus tardive (à partir du 10e jour).

2 / Au cours de la deuxième semaine, la fièvre revient le plus souvent et un épisode diarrhéique peut être observé. C'est au cours de cette deuxième semaine que le patient peut désaturer en oxygène. Les signes radiographiques se dégradent dans huit cas sur dix, juste après le 7e jour. La radiographie de la moitié des patients évolue favorablement avec disparition des lésions initiales et apparition de nouvelles lésions. Les anticorps de type IgG apparaissent autour du 10e au 15e jour. C'est vers la fin de la première semaine que la charge virale augmente, coïncidant avec le passage vers la deuxième phase. Le pic de charge virale se situe vers le 10e jour (pour l'appareil respiratoire et deux à quatre jours plus tard dans les selles) et décroît pour atteindre le niveau constaté à l'hospitalisation vers le 15e jour dans les ANP ou les ENG. La première détérioration de l'état du patient comme le rebond thermique s'expliquerait par l'augmentation de la quantité de virus dans l'organisme. En revanche, la détérioration sévère vers la fin de la deuxième semaine résulterait plutôt de phénomènes d'ordre immunopathologique.

3 / C'est également vers le 10e jour que deux à trois patients sur dix progressent dans la troisième phase caractérisée par un syndrome de détresse respiratoire aigu (SDRA) conduisant dans huit cas sur dix de ces patients à la mise en place d'une ventilation assistée, souvent invasive avec intubation. À ce stade, l'évolution vers une défaillance polyviscérale est fatale. Mais la majorité des patients évolue vers la convalescence.

3. **Le traitement et la prévention.** – Des traitements à base de ribavirine et/ou de corticoïdes ont été administrés. Compte tenu des conditions dans lesquelles ils ont été appliqués, ils sont difficiles à évaluer. Il semble cependant que la ribavirine n'ait pas eu d'effet certain.

Quant aux corticoïdes, leur indication, leur posologie et le moment de leur administration font toujours l'objet de controverses.

La prévention repose sur l'hygiène et les mesures de protections physiques personnelles qui se sont montrées efficaces. Quant à la prévention de type médicale, il n'existe pas à ce jour de vaccin.

III. – Le virus du SRAS

Le virus a été identifié formellement le 22 avril 2003, comme un nouveau *Coronavirus* (CoV) cause du SRAS. Les *Coronavirus* représentent un des deux genres de la famille des *Coronaviridae* et regroupent des virus enveloppés à ARN simple brin de polarité positive. Leur génome est le plus grand de ceux des virus à ARN connus à ce jour et la réplication/transcription se déroule selon un mécanisme original dont résultent de fréquentes recombinaisons. Les virus bourgeonnent à la surface des membranes intracellulaires. Les CoV ont été d'abord classés selon la morphologie des virions en microscopie électronique. Leur enveloppe est hérissée de spicules en forme de petits pétales, ce qui donne aux virions une allure de couronne (*corona,* en latin). Les nucléocapsides sont de symétrie hélicoïdale, longues et flexibles. Sont aussi caractéristiques de cette famille virale : l'organisation d'un ensemble d'éléments génétiques nichés avec une extrémité commune, leur stratégie de transcription, l'organisation de leur génome, la séquence et les propriétés de leurs protéines structurales. Jusqu'à la découverte du virus du SRAS, le genre *Coronavirus* était divisé en trois groupes distincts. Les CoV n'infectent généralement qu'une espèce ou un nombre limité d'espèces apparentées mais globalement le spectre d'hôtes de ce genre viral est large : des dindes à l'homme. Ils sont généralement associés à des syndromes respiratoires, digestifs, hépatiques, voire du système nerveux.

La séquence qui a dévoilé les 29 740 nucléotides du génome du CoV du SRAS (souche Francfort) révèle que ce virus partage les caractéristiques principales des CoV.

1. **Analyse phylogénique.** – Les analyses phylogéniques réalisées sur les tout premiers 330 et 405 nucléotides disponibles au moment de la découverte du virus, situés dans une région très constante du gène de la polymérase (ORF1a et ORF1b), ont suggéré que le CoV du SRAS était distinct des trois groupes de CoV décrits alors. Selon certains auteurs qui ont utilisé d'autres régions ou d'autres approches, le CoV du SRAS est un virus qui aurait divergé il y a déjà longtemps du groupe 2 et aurait, depuis lors, évolué indépendamment de ce groupe. L'analyse de nombreux génomes viraux issus de cas qui sont survenus à différentes phases de l'épidémie incluant deux séquences de virus de civette palmiste masquée montre que des génotypes viraux se distinguent en fonction de la phase épidémique (précoce, moyenne et tardive) et que les génotypes les plus précoces sont les plus proches des virus animaux. Elle montre aussi que le virus a évolué au cours du temps au niveau moléculaire. L'évolution a été plus rapide au départ puis s'est ralentie pour aboutir à un génome stabilisé. Parmi les génotypes viraux, les virus descendants du virus qui a circulé à l'hôtel M de Hong Kong en février 2003 et qui ont essaimé dans le monde entier forment un groupe phylogénique distinct et peu varié.

2. **Réservoir et origine du virus.** – Dans la plupart des foyers dans la province du Gangdong, le cas index avait été en contact avec des animaux, particulière-

ment des animaux sauvages. De plus, dans une étude menée à Canton, la séroprévalence des anticorps croisant avec le CoV du SRAS s'élevait à près de 40 % chez les marchands d'animaux sauvages sur les marchés. En revanche, ce taux était très faible (5 %), voire nul respectivement chez les vendeurs de fruits et légumes du même marché et chez les personnes dont le sang avait été prélevé dans des hôpitaux de la région avant l'épisode du SRAS. L'isolement de virus proches du virus humain du SRAS, mais différents notamment par l'absence de la délétion de 29 Nt à 246 Nt en amont de la région codant la protéine N a été réalisé à partir de prélèvements sur certains animaux. Cela conforte l'hypothèse d'une source animale à l'émergence du virus du SRAS. Certains parlent même de réservoir. S'il a été rapporté que des virus analogues à celui du SRAS ont été isolés chez d'autres espèces animales, cela n'a jamais été confirmé. Les espèces pour lesquelles les arguments sont les plus nombreux sont d'une part une espèce de chauve-souris, d'autre part la civette palmiste masquée *(Paguma larvata)* déjà évoquée plus haut. Cette dernière, même si elle n'est pas le réservoir naturel, semble avoir joué un rôle central dans le passage du virus à l'homme (espèce intermédiaire et peut-être aussi amplificatrice). Des études plus longues et plus fouillées sont nécessaires pour confirmer l'hypothèse selon laquelle ces animaux sont le réservoir du CoV qui a engendré celui du SRAS.

Malgré la fin de l'épidémie de 2003, la vigilance contre le SRAS ne faiblit pas. Outre trois événements de contamination de laboratoire (deux en 2003 et un en 2004), les trois cas confirmés dans le Guangdong en décembre 2003 - janvier 2004, sans lien avec l'épidémie précédente, montrent que les conditions d'émergence, encore mal ou pas connues, existent toujours à l'interface entre les hommes et les animaux sauvages. Si le CoV du SRAS ne réapparaissait pas chez l'homme, cette épidémie qui a fait un peu plus de morts (774) que l'épidémie de grippe à Madagascar en juillet et août 2002 (754) aura marqué les esprits, aura montré l'intérêt de la recherche en collaboration et en réseau, et aura démontré l'importance des décisions de santé publique quand elles sont prises avec courage au bon moment.

Chapitre IV

LA FIÈVRE HÉMORRAGIQUE VIRALE D'EBOLA

I. – Historique de l'épidémie

Ebola est le nom d'une petite rivière qui coule près de la ville de Yambuku, localité située au nord-est de la République démocratique du Congo (ex-Zaïre). C'est dans cette ville d'Afrique centrale qu'eut lieu, en 1976, l'une des deux premières épidémies identifiées de cette fièvre hémorragique virale (FHV) au très sombre pronostic. Les premières souches de virus Ebola furent isolées à partir de prélèvements provenant de cette épidémie. Parallèlement à cette épidémie zaïroise qui survint de septembre à octobre 1976, eut lieu une autre épidémie dans une région géographiquement assez proche, à Nzara (zone sud du Soudan) de juin à novembre de la même année. Initialement limitées, ces deux épidémies furent amplifiées dans un contexte hospitalier, aussi bien à Maridi (ville proche de Nzara) que dans l'hôpital de la mission de Yambuku. Seules des mesures d'hygiène très strictes permirent l'arrêt de la dissémination de la maladie qui toucha plus de 600 personnes et fit 151 morts au Soudan et 318 au Zaïre (mortalité de 53 et 83 % respectivement). Le caractère épidémique de cette maladie avec une redoutable contagiosité interhumaine, touchant en particulier de nombreuses personnes du service de santé (infirmière, sage-femme, médecin...), associé à une létalité très élevée, plaça le virus Ebola sur le devant de la scène internationale. Ainsi parurent rapidement plusieurs articles dans la grande presse, au Zaïre bien sûr, mais surtout en Belgique et en France où, dès le 25 octobre 1976, un article de *L'Express* décrivit avec moult détails et diverses inexactitudes, cette nouvelle épidémie africaine à l'origine initialement inconnue.

Une seconde flambée épidémique survint à nouveau au Sud-Soudan en 1979 avec 33 cas dont 27 mortels. Plus personne n'entendit alors parler du virus Ebola en Afrique pendant près de quinze ans. Il fallut en effet attendre 1994 pour qu'un cas humain, cependant non mortel, soit reconnu chez une primatologue suisse ayant effectué l'autopsie d'un chimpanzé trouvé mort dans la forêt de Thaï en Côte-d'Ivoire. Si les hommes avaient été épargnés pendant cette période, plusieurs flambées épidémiques à partir de 1989 (et jusqu'en 1996) avaient touché des colonies de singes macaques, principalement aux États-Unis, mais aussi en Italie pour l'une d'entre elles. L'origine exacte de cette épidémie ne fut pas retrouvée, mais tous ces animaux provenaient d'une ferme d'élevage situé aux Philippines. Alors que la mortalité chez les singes était importante, aucune des personnes infectées par ce virus ne développa de signes cliniques.

L'épidémie de Kikwit (au centre du Zaïre), qui eut lieu en 1994, fut une des plus importantes avec 316 personnes malades et 250 morts. Initialement localisée, la maladie fut disséminée de façon explosive par l'intermédiaire de la transmission nosocomiale qui survint à l'intérieur de l'hôpital général de la ville. Parmi les 316 malades, il y eut 80 membres du personnel de l'hôpital. L'histoire se répétait donc, comme près de vingt ans plus tôt au Sud-Soudan et à Yambuku, où de nombreux membres de la famille des patients hospitalisés et plusieurs sœurs infirmières étaient décédés.

Le Gabon fut pour la première fois atteint fin 1994, puis en février et juillet 1996 par trois épidémies de moyenne ampleur et indépendantes les unes des autres touchant près de 120 personnes avec 75 décès. Il fut remarqué à cette époque une mortalité inhabituelle chez les grands singes dans les mêmes régions. En octobre 2000, en Ouganda, la région de Gulu fut touchée par une nouvelle épidémie de grande ampleur (la plus importante à ce jour) qui fit 225 morts parmi les 425 personnes atteintes.

Enfin, depuis 2001, plusieurs flambées épidémiques ont été signalées au Gabon et en République démocratique du Congo, et plus récemment en 2004 au Sud-Soudan et en 2005 au Congo. Au total, sur une période d'un peu plus d'un quart de siècle, le virus Ebola a été responsable d'une quinzaine de flambées épidémiques avec près de 2 000 personnes malades et environ 1 300 morts.

II. – Aspects cliniques

Le début de la phase clinique est caractérisé par des signes non spécifiques : brusque montée de la température, faiblesse importante, douleurs musculaires, maux de tête et de gorge. Puis rapidement apparaissent des douleurs abdominales avec des vomissements, une diarrhée et, parfois, une éruption cutanée. L'altération de l'état général est importante et les patients sont prostrés. Une insuffisance hépatique et rénale complète le tableau avec des signes hémorragiques fréquents, variés et parfois graves. Au niveau anatomopathologique, il existe une nécrose tissulaire, en particulier au niveau du foie et des organes lymphoïdes, et des signes hémorragiques à des degrés variables, touchant surtout la peau et les muqueuses.

III. – Épidémiologie descriptive et modes de transmission

Le virus Ebola peut infecter et provoquer une fièvre hémorragique quel que soit l'âge ou le sexe. Les personnes infectées, mais en phase d'incubation, ne transmettent pas le virus. L'incubation dure de cinq à dix jours généralement, pouvant néanmoins s'étendre de deux à vingt et un jours. La transmission interhumaine se fait uniquement à partir d'un patient malade, c'est-à-dire présentant des signes cliniques de FHV. Cependant, du fait de l'absence de spécificité des signes cliniques initiaux (fièvre, malaise, douleurs musculaires, etc.), les premiers cas restent souvent non rattachés à une FHV. Cela explique en partie, surtout lors des premières épidémies, la diffusion de l'infection aux membres des familles et du personnel soignant. La contamination de personne à personne nécessite un contact direct, non protégé, avec des liquides, organes et fluides corporels tels que le sang, les urines, les selles, les vomissures et la sueur d'un malade atteint de FHV à Ebola. L'infection résulte de la pénétration du virus par une plaie (même minime), ou une solution de continuité (piqûre par une seringue, par exemple), existant sur la peau et les muqueuses buccales ou oculaires de la personne réceptive. Le virus ne semble pas se transmettre par voie respiratoire dans des conditions naturelles, lors des épidémies humaines. Enfin, il n'y a aucune preuve de transmission du virus par l'intermédiaire d'insectes.

Tout cela explique fort bien la transmission importante qui eut lieu dans plusieurs hôpitaux locaux lors de certaines des premières épidémies (Yambuku, Kikwit). En effet, à l'intérieur d'un hôpital, le virus peut se transmettre d'un patient à quelqu'un de sain lors de la réutilisation, fréquente à cette époque, de matériel souillé (seringues, gants, etc.), lors de l'examen clinique d'un malade, lors de la toilette de celui-ci par les membres de l'équipe soignante ou, plus encore, par les accompagnants du patient. En effet, il était très courant à l'époque, mais encore maintenant, que des membres de la famille prennent en charge la logistique du quotidien des patients dans ces hôpitaux aux moyens malheureusement assez rudimentaires. Le(s) accompagnant(s) partage(nt) la même chambre que les malades. De véritables chaînes de transmission, en cascades, ont pu ainsi avoir lieu dans certaines familles lors des soins successifs de malades hospitalisés. Les cérémonies funéraires traditionnelles (toilette mortuaire) durant lesquelles parents et amis peuvent être en contact direct avec le mort, ont aussi souvent favorisé la dissémination du virus et, donc, de la maladie. Enfin, le fréquent recours à des guérisseurs explique aussi facilement l'expansion de l'épidémie par l'initiation de nouveaux foyers potentiellement à l'origine d'une autre chaîne de transmission.

IV. – **Virologie**

Le virus Ebola fut initialement isolé en 1977 par plusieurs équipes internationales américaines et belges ayant participé aux travaux sur le terrain de l'épidémie zaïroise de Yambuku. Il s'agit d'un virus à ARN monocaténaire, de polarité négative, non segmenté et enveloppé. Il fait partie de la famille des *Filoviridae* (ayant en effet une forme de longs filaments souvent branchés, en microscopie électronique) et du genre *Ebola.* Le génome viral code sept protéines structurales. Certaines protéines sont associées à l'ARN pour former la ribonucléocapside, les autres sont associées à la membrane telle la glycoprotéine. Le séquençage des souches virales, en particulier au niveau de la glycoprotéine, leur comparaison moléculaire et les analyses phylogénétiques ont clairement démontré l'existence de quatre souches virales (variants), légèrement différentes au niveau de leur structure génétique. Il s'agit de la souche Zaïre initialement décrite, de la souche Soudan dont le prototype provient de l'épidémie de Nzara, de la souche Côte-d'Ivoire provenant du seul cas humain ayant été infecté dans la forêt de Thaï et, enfin, de la souche Reston, seule souche originaire d'Asie. Il existe une très grande stabilité génétique de ce virus pour une souche donnée. La létalité, suivant une même définition des cas, est plus importante avec la souche Zaïre (80 %) qu'avec la souche Soudan (50 %).

En pratique, le diagnostic d'une infection par le virus Ebola n'est pas évident à établir immédiatement. Au niveau clinique, nous l'avons vu, il est souvent difficile de penser rapidement à une telle infection devant un tableau sans véritables signes spécifiques et surtout en dehors de tout contexte épidémique. Par contre, la notion de foyer épidémique de fièvre hémorragique touchant en particulier le personnel soignant est très en faveur d'un tel diagnostic et doit immédiatement déclencher l'alerte. Les différents tissus et prélèvements de fluides corporels (en particulier, le sang) contiennent à la phase aiguë une très grande quantité de virus infectieux et sont donc potentiellement très dangereux, devant donc être manipulés avec d'extrêmes précautions.

Des essais de tests rapides de diagnostic visant à détecter sur le terrain des anticorps mais aussi des antigènes viraux Ebola chez les patients et sujets en contacts ont été réalisésavec un certain succès lors des dernières épidémies *in situ*. D'autres sont en cours de développement. Ces tests rapides peuvent s'avérer utiles dans le contexte de l'urgence de l'épidémie ; cependant seuls de rares laboratoires de haute sécurité, de type P4, habilités à travailler avec ces virus très pathogènes, possèdent les tests nécessaires à un diagnostic de certitude ainsi que les moyens pour isoler et caractériser ce virus. Le virus Ebola peut être isolé par des méthodes de cultures cellulaires, souvent confirmées par une technique d'immunofluorescence (IF). La microscopie électronique, réalisée sur des tissus infectés ou des cultures *in vitro,* permet la visualisation directe des virus sous forme de filaments spécifiques. Les techniques d'amplification génomique *in vitro* sont très utiles pour détecter des fragments de génomes viraux dans le sang et les tissus de patients en phase aiguë. La mise en évidence d'anticorps spécifiques dans le sang se fait par des techniques d'IF mais surtout d'ELISA.

V. – **Histoire naturelle, écologie, réservoir animal**

Quel est le point de départ d'une épidémie par le virus Ebola ? Comment se fait le contact infectant initial ? Quel est le réservoir de ce virus ? Toutes ces questions commencent à trouver réponse grâce à des études, souvent de grande ampleur, développées par des équipes internationales associant médecins, épidémiologistes, vétérinaires, virologues et chercheurs travaillant aussi bien sur le terrain que dans les laboratoires de haute sécurité les plus sophistiqués.

L'épidémie commence, par définition, à partir d'un cas index, la personne à l'origine de la diffusion interhumaine. Parfois, il n'a pu être retrouvé ; dans d'autres cas, il n'y a pas eu de facteurs de risque évident identifié, chez celui-ci. Dans les épidémies les plus récentes, en particulier au Gabon, il a été clairement montré, au niveau épidémiologique, que le/ou les cas index correspondaient à un/ou plusieurs chasseurs ayant été en contact avec un animal, principalement gorilles ou chimpanzés mais aussi céphalopes (petite antilope de forêt) trouvés malades ou morts dans la forêt lors de parties de chasse. Ainsi, à titre d'exemple lors de l'épidémie gabonaise en mars 1996, qui eut lieu dans la région de Mayibout, 18 personnes qui avaient dépecé ou découpé le cadavre d'un chimpanzé trouvé mort tombèrent malades et présentèrent des signes de FHV. Au moins cinq de ces personnes moururent dans les quelques jours suivants. Dans ces épidémies dites de « forêt », les hommes (chasseurs) sont donc le plus souvent touchés au début puis l'épidémie se transmet ensuite aux femmes (épouses et mères), par les contacts avec les malades puis les morts.

Des travaux récents ont établi que les chimpanzés et gorilles sont tout aussi sensibles au virus Ebola que l'être humain. Ils ne constituent donc absolument pas les réservoirs naturels de ces virus et sont, tout comme les hommes, uniquement des hôtes accidentels infectés, soit directement par le réservoir naturel, soit selon une chaîne de transmission partant de ce dernier. Depuis quelques années, de véritables épidémies à Ebola surviennent chez ces deux espèces de grands singes, en particulier au Gabon et en République démocratique du Congo. Ces épidémies, ainsi que la chasse et le braconnage, qui vont souvent de pair avec une déforestation massive, déciment les populations de ces grands singes sauvages et font craindre le pire pour la survie de leur espèce dans certaines de ces régions, et cela dans un délai assez court.

Récemment, la comparaison moléculaire de nombreuses souches de virus Ebola provenant des différentes épidémies humaines et animales a permis de démontrer les faits suivants :

- les grandes épidémies urbaines (Kikwit...) proviennent en général d'une seule souche virale qui a été transmise à partir d'un cas index puis amplifiée par contamination interhumaine ;

- les petites et récentes épidémies de forêt du Gabon et du Congo, où le lien épidémiologique avec des carcasses d'animaux a été fortement suspecté, proviennent de multiples introductions virales chez l'homme à partir de plusieurs foyers d'animaux infectés (gorilles, chimpanzés, céphalopes...) ;
- les épidémies animales survenues simultanément ou précédant de peu les épidémies humaines sont aussi liées à la présence de multiples souches virales. Ainsi, dans ces récentes épidémies de forêt, plusieurs introductions virales ont été réalisées simultanément dans différentes espèces animales à partir du réservoir, et ont abouti à ces flambées épidémiques distinctes. Ensuite, des hommes, principalement des chasseurs, se sont contaminés à partir de certains de ces fréquents foyers animaux, puis a eu lieu la contamination interhumaine. Il y a eu donc eu, dans ces épidémies de forêt, une succession de plusieurs chaînes épidémiologiques de transmission avec, pour chacune, une origine virale différente.

Plusieurs études multidisciplinaires d'envergure ont été réalisées pour tenter de découvrir le réservoir du virus Ebola. Ainsi, lors des épidémies successives, plus de 30 000 animaux (surtout des insectes et des mammifères mais aussi des reptiles, batraciens et oiseaux) ont été capturés et analysés sans succès. De très nombreuses hypothèses ont été soulevées. Des virus de plantes ont même été évoqués. Très récemment, des anticorps dirigés contre le virus Ebola ont été détectés dans le sérum de trois espèces de chauves-souris frugivores d'Afrique centrale. De plus, des fragments de génomes du virus Ebola ont été découverts par une technique d'amplification très sensible dans le foie et la rate de ces mêmes animaux. Ces espèces de chauves-souris frugivores semblent donc être le réservoir asymptomatique du virus Ebola. Les événements climatiques et/ou environnementaux et/ou écologiques qui sont favorables à une transmission accrue du virus de son réservoir naturel vers les grands singes et céphalopes demeurent encore mal connus. Il a cependant été suggéré que les chauves-souris et les grands singes se rassembleraient dans des zones identiques, riches en fruits sauvages, durant les périodes de l'année où les ressources alimentaires se raréfient. Il se pourrait que la contamination des grands singes par le virus Ebola intervienne alors à la faveur des contacts directs avec le sang ou les tissus placentaires des femelles chauves-souris au moment de la parturition. Le réservoir de la souche Reston asiatique est inconnu, même si la piste chauve-souris est aussi suspectée.

VI. – Traitement et prévention

Il n'y a pas actuellement de traitement spécifique d'une fièvre hémorragique liée au virus Ebola. La recherche de molécules actives *in vitro* ou dans des modèles animaux est en cours. Il faut noter que le taux très important de létalité (50 %-80 %) est resté quasiment identique depuis près de trente ans, des premières épidémies de Yambuku et Nzara jusqu'à celles du Gabon ou de Gulu, avec cependant une plus grande virulence de la souche Zaïre. Plusieurs essais de vaccination sont en cours dans des modèles animaux, mais leur application en pratique chez l'homme paraît encore lointaine. Le seul moyen actuel de diminuer l'incidence des cas et des épidémies est donc la prévention. Celle-ci est souvent complexe à mettre en œuvre, mais est absolument fondamentale. Elle doit se faire à plusieurs niveaux.

La première étape vise à diminuer les contacts infectants entre les cas index (surtout les chasseurs) et les animaux malades représentés par les cadavres de grands singes et de céphalopes. Cela se heurte sur le terrain à plusieurs problèmes. En effet, la viande de brousse constitue un des principaux aliments des populations forestières de ces régions. Modifier rapidement de telles habitudes alimentaires est naturellement impossible et ne peut donc être appliqué que dans un contexte local, ciblé, d'urgence avec une solution de remplacement adaptée et temporaire. Néanmoins, un travail de fond d'information est réalisé dans certaines régions, en particulier avec l'aide de la Croix-Rouge. De plus, la consommation de viande de gorilles et de chimpanzés revêt toute une symbolique socioculturelle contre laquelle il est souvent difficile de lutter. En parallèle, des organismes travaillant sur la faune sauvage observent s'il y a une mortalité anormale dans les populations animales à risque. Ce système d'alerte locale est d'une importance cruciale. En effet, cette prévention précoce est théoriquement le meilleur moyen de diminuer les contacts infectants initiaux entre hommes et virus de la faune sauvage. Ces systèmes d'alerte doivent donc faire intervenir différents acteurs – locaux, régionaux, nationaux et internationaux –, impliquant des moyens non négligeables et une coordination très rigoureuse.

Une seconde étape, située déjà plus en aval dans un contexte de cas sporadiques de fièvre hémorragique à virus Ebola ou de début d'épidémie, concerne la prévention des contaminations interhumaines à partir des foyers initiaux. Un point fondamental ici concerne la détection précoce des cas initiaux humains de FHV liée au virus Ebola. La rapidité de cette détection précoce associée à une bonne gestion immédiate de ces premiers patients est un point crucial dans la maîtrise de l'épidémie. Celle-ci est fondée, là encore, sur un système d'alerte local avec nécessité absolue de relais fiables et rapides jusqu'aux autorités sanitaires, régionales puis nationales et internationales. Tout cela est très fortement lié à une information de qualité au niveau des premiers acteurs impliqués que sont les membres du personnel soignant des dispensaires et hôpitaux locaux dans les zones à risque. Des séances de formation spécifiques et régulières paraissent donc essentielles. Cependant, la rareté des épisodes de FHV liée au virus Ebola, son impact minime en santé publique par rapport à des problèmes majeurs locaux ou régionaux comme le paludisme, la rougeole et le VIH, associé enfin aux fréquentes difficultés d'accès des zones à risques et à la faiblesse des moyens sanitaires et financiers des pays concernés, font que, malgré certains efforts louables, tout cela reste en pratique très difficile à mettre en place. Le but à atteindre est donc l'arrêt des chaînes de transmission virale, en particulier par l'isolement des cas cliniques ou suspects, le plus rapidement possible. Cette prévention doit se faire non seulement dans les familles des patients, aussi bien chez eux que dans les hôpitaux ou dispensaires, mais aussi, bien sûr, parmi le personnel soignant et de laboratoire. Dans un contexte de désordre créé par la peur, l'arrivée rapide et massive d'équipes de médecins, scientifiques, infirmiers, agents de santé, logisticiens, associée à l'obligation brutale d'isolement des patients, d'enterrement des morts ainsi que de décontamination des locaux infectés, soulève de multiples problèmes difficiles à gérer. Il faut en effet adapter ces interventions nécessaires à la maîtrise de l'épidémie à la situation locale. Il faut prendre en compte les croyances culturelles (thèse sorcellaire, règlements de comptes « occultes »...), les coutumes religieuses (toilette mortuaire, culte des morts...), les aspects de la médecine traditionnelle indigène, mais aussi les aspects politiques locaux et régionaux (lutte d'influence) parfois intriqués.

Dès le début de l'épidémie, la coordination locale doit être efficace en partageant fréquemment l'information entre toutes les parties impliquées, en créant une mobilisation sociale importante où l'expertise d'anthropologues qui connaissent les populations locales est devenue cruciale.

Durant la phase post-épidémique, la mobilisation sociale doit se poursuivre, l'éducation sanitaire au niveau local et régional être dispensée et des plans de surveillance épidémiologique élaborés afin de permettre une meilleure préparation pour de futures épidémies dans ces zones à risque. C'est en intégrant les enseignements de toutes les précédentes épidémies que la riposte sera plus efficace, mais on ne peut cependant prévoir ni le lieu ni le moment où apparaîtra la prochaine épidémie, mais celle-ci aura certainement lieu.

Chapitre V

LE VIRUS DU NIL OCCIDENTAL OU VIRUS WEST NILE

Le virus du Nil occidental ou virus West Nile (WNV), qui appartient au complexe sérologique du virus de l'encéphalite japonaise (VEJ) et, comme lui, au genre *Flavivirus,* a été isolé, à partir du sang d'un patient fiévreux, pour la première fois en 1947 en Ouganda dans le district de West Nile. Plus tard, en Égypte, des virus ont été isolés chez des enfants sans signe clinique. Depuis lors, et jusqu'en 1999, ce virus n'était retrouvé que dans l'Ancien Monde avec une large distribution en Afrique, en Europe et en Asie. Le VWN a longtemps été considéré comme un agent d'arbovirose mineure.

Le cycle de transmission du virus a été élucidé assez tôt par des études menées dans le district de Sindbis (Égypte) entre 1952 et 1954. Elles ont démontré que les moustiques étaient des vecteurs, que les oiseaux étaient des hôtes amplificateurs et que les hommes et les chevaux infectés représentaient des culs-de-sac épidémiologiques. Le VWN et le VEJ partagent de nombreuses caractéristiques écologiques.

I. – Historique et épidémiologie descriptive

Les premières épidémies par le VWN ont été rapportées en Israël dans les années 1950. Très tôt, en 1962-1963, l'infection d'hommes et de chevaux a été décrite en France. Cependant, rares étaient les cas humains mortels. C'est au cours des dix dernières années que le VWN est devenu un problème majeur de santé publique humaine et vétérinaire à la suite d'une succession d'épidémies d'encéphalites avec des cas mortels, principalement dans le Bassin méditerranéen (1994-2000) et en Europe orientale (1996-1999). En 1998, une mortalité importante liée à l'infection par le VWN a été rapportée en Israël au sein d'une population de cigognes migratrices et d'oies domestiques. La période où les cas humains ou équins sont observés est celle des mois chauds où les moustiques sont très nombreux, généralement en juillet et août.

La circulation enzootique de VWN au sein des populations aviaires implique des moustiques du genre *Culex.* Tout comme pour le VEJ, les oiseaux sont des hôtes très amplificateurs : ils restent virémiques pendant plusieurs jours, ce qui permet au virus d'être transporté sur de longues distances lors des migrations. À la différence du VEJ, les porcs ne sont pas des hôtes amplificateurs. Le VWN peut infecter un large éventail de vertébrés qui sont des culs-de-sac, comme l'homme et le cheval.

Une infection conduit à une maladie chez ces mammifères environ une fois sur 150. Jusqu'à peu, les maladies se résumaient très généralement en une fièvre, et rares étaient les encéphalites. Cependant, en 1996, l'incidence des cas d'encéphalite a été élevée lors une large épidémie en Roumanie. En 1998, le VWN a causé également une épidémie en Russie entraînant une proportion non négligeable de maladies « neurologiques ». Enfin, en 1999, le VWN a émergé à New York causant une épidémie avec 62 cas observés dont sept sont morts et une épizootie chez les chevaux avec 25 cas dont neuf décédés. L'épidémie a continué en 2003 avec un nombre total de cas humains atteignant près de 10 000 dont le quart à peu près a développé une maladie neurologique et dont 10 % sont décédés.

1. **La progression du VWN en Amérique du Nord.** – Depuis son introduction à New York en 1999, le virus a gagné une vaste partie de l'Amérique du Nord. Contrairement à des *Flavivirus* majeurs comme le virus de la fièvre jaune ou encore celui de la dengue, le VWN a un spectre d'hôtes très large allant de nombreuses espèces d'arthropodes à de nombreuses espèces de vertébrés. À ce jour, il a été rapporté que le VWN peut infecter 49 espèces de moustiques et de tiques et au moins 225 espèces d'oiseaux et 29 autres espèces de vertébrés du Nouveau Monde (hommes, équins, bovins et ovins, lamas, alligators, chats, chiens et loups). C'est une différence importante avec la situation précédemment décrite, puisque le VWN est rarement retrouvé chez des animaux dans l'Ancien Monde. Globalement, au cours de la décennie passée, les isolats de VWN ont été plus virulents et plus pathogènes qu'auparavant. En particulier, il semble que l'extension géographique spectaculaire du VWN en Amérique du Nord, principalement au sein d'hôtes naïfs vis-à-vis de lui (c'est-à-dire infectés pour la première fois), puisse résulter d'une évolution virale donnant à ce virus une plus grande capacité de multiplication. Depuis 2000, l'extension géographique a même dépassé l'Amérique du Nord, puisque le virus a été isolé en Amérique centrale (Mexique et Salvador) et dans les Caraïbes. En 2002, c'est le VWN qui a causé le plus grand nombre de cas d'encéphalites à *Flavivirus* dans l'hémisphère occidental. Mais le VWN doit affronter la compétition avec un autre *Flavivirus* déjà présent en Amérique du Nord – le virus de l'encéphalite de Saint-Louis (VESL) – à la fois pour ses hôtes aviaires et pour les moustiques vecteurs.

Le VWN peut soit devenir enzootique et endémique comme l'est le VESL avec des foyers limités de cas humains, soit devenir épidémique comme le sont les souches asiatiques de VEJ qui causent des épidémies et épizooties touchant de nombreux individus.

2. **Origine de l'émergence du VWN aux États-Unis.** – Plusieurs hypothèses ont été avancées pour expliquer comment le VWN est arrivé aux États-Unis. L'hypothèse selon laquelle elle est due à un voyageur virémique de retour dans son pays de résidence est peu plausible dans la mesure où, chez l'homme, la virémie est de faible intensité, faisant de cette espèce un cul-de-sac de transmission. L'origine bioterroriste constitue aussi une hypothèse peu plausible car l'épidémie/épizootie de 1999 était centrée sur le Queens, un district peu symbolique de la ville de New York avec une transmission arbovirale patente (moustiques).

Une hypothèse qui peut être retenue est l'introduction d'un animal virémique dont la piqûre par un moustique aurait permis de transmettre la maladie à l'homme. En effet, de nombreux animaux exotiques, en particulier des oiseaux, sont importés aux États-Unis via New York.

Une autre hypothèse est que des oiseaux migrateurs infectés ont transporté avec eux le VWN à New York en empruntant soit la voie classique sud-nord, soit une voie transversale est-ouest. La première voie est impossible car le VWN n'a été rapporté en Amérique centrale ou méridionale qu'un an après l' « épisode » de New York. Quant à la voie transversale, plus rare, elle est utilisée quelquefois par des pigeons voyageurs qui vont d'Europe en Amérique du Nord.

Enfin, il est possible qu'un ou plusieurs moustiques infectés aient été transportés vers New York par un avion ayant décollé du Moyen-Orient (les isolats de VWN de 1999 à New York sont très proches d'une souche détectée en Israël).

II. – La maladie

La période d'incubation varie entre trois et quinze jours après piqûre par un moustique infecté. La plupart des infections tant chez l'homme que chez l'animal, le cheval en particulier, demeurent asymptomatiques. Les symptômes et l'évolution clinique varient suivant l'espèce contaminée.

Chez les chevaux, la maladie est caractérisée principalement par une fièvre, une ataxie (c'est-à-dire des troubles de la marche et de l'équilibre), une faiblesse musculaire et une perte de vision unilatérale sectorielle ou totale. Ainsi, lors de l'épizootie de 2000 en France, 131 chevaux ont montré des signes neurologiques, parmi lesquels 76 cas ont été confirmés au laboratoire et 21 décès ont été constatés. Parmi les cas confirmés, l'ataxie a été rapportée dans près de trois quarts des cas, la fièvre dans les deux tiers et une paralysie ou une parésie dans la moitié. Une enquête sérologique sur plus de 5 000 animaux a montré que 10 % d'entre eux avaient été infectés par le VWN sans symptômes patents.

Généralement les oiseaux ne sont pas malades de leur infection. Mais, en 1998 en Israël, la mortalité importante liée à l'infection par le VWN au sein d'une population de cigognes migratrices et d'oies domestiques a montré que le VWN peut être pathogène et même sévère chez des oiseaux. Chez les oiseaux morts, les principales lésions constatées étaient : vaste hémorragie cérébrale, spénomégalie, méningo-encéphalite et myocardite. Sur des animaux morts en Italie lors de l'épizootie en 1998, des encéphalomyélites discrètes à modérées avec des lésions prédominantes au niveau de la moelle épinière et du tronc cérébral ont été observées.

Chez l'homme, dans la plupart des cas d'infections symptomatiques, c'est-à-dire dans 15 à 20 % des cas, la maladie s'exprime comme un syndrome grippal sans symptôme respiratoire qui peut durer de deux à cinq jours. Son début est généralement brutal, accompagné de fièvre avec céphalée, myalgie, anorexie, nausées et vomissements. Ces symptômes peuvent être accompagnés d'une éruption cutanée. Dans seulement 1 % des cas, l'infection se traduit par une maladie neurologique, généralement très fébrile, de type méningite, méningo-encéphalite ou myélite. Un des signes les plus patents chez les individus atteints d'une encéphalite à VWN est la myasthénie (grande fatigue musculaire).

Depuis 2002, l'épidémiologie et la clinique des infections à VWN chez l'homme a pris un tournant assez radical avec l'augmentation très nette de l'incidence des infections neurologiques très sévères chez des individus d'âge plutôt variable, avec l'observation de cas de paralysies flasques aiguës, d'abord limitées aux personnes âgées puis rapportées chez des patients immunodéprimés ou non, ayant dans certains cas moins de 30 ans.

Des paralysies ont été décrites au cours d'encéphalites ou de méningites à VWN. Les symptômes évoluent vers une myasthénie asymétrique sévère ou une paralysie d'un à quatre membres généralement sans perte de sensibilité. L'imagerie médicale suggère une atteinte de la corne antérieure comme dans la poliomyélite.

Dans des cas d'encéphalites, des dyskynésies de type parkinsonien (jusqu'à 80 à 100 % des infectés dans une étude) ainsi que d'autres troubles gestuels comme des myoclonies (un tiers des cas d'encéphalite dans la même étude) ont été rapportés. Les dyskynésies ou les myoclonies sont généralement associées à des maladies plus sévères. Dans ces cas, la récupération peut être très lente et partielle. Il peut aussi y avoir une atteinte oculaire de type névrite ophtalmique, choriorétinite, hémorragie rétinienne ou inflammation vitreuse. Des corticoïdes en application locale peuvent permettre de retrouver une vision comme avant l'infection.

Suite à la piqûre par un moustique infectant, la multiplication initiale du virus se produit vraisemblablement au niveau des ganglions lymphoïdes les plus proches. Les néovirions ainsi produits peuvent atteindre le système lymphatique et une seconde vague fugace de virémie peut suivre, associée au début brutal de la fièvre.

L'atteinte neuronale est visible morphologiquement par une nécrose aiguë des neurones, signe non spécifique d'une ischémie ou autre dommage, et par une neuronophagie. Tous les cas humains d'encéphalites rapportés font état du neurotropisme du VWN pour les neurones cérébraux profonds et les noyaux du tronc cérébral, pour les cellules de Purkinje, pour les motoneurones spinaux et, dans une moindre mesure, pour les neurones du cortex. Des études sur des modèles animaux montrent l'atteinte simultanée par le virus de plusieurs sites dans le cerveau et la moelle épinière, suggérant une diffusion par voie sanguine vers le système nerveux central.

III. – Les analyses de laboratoire

1. **Diagnostic sérologique.** – Le diagnostic d'une infection aiguë au VWN est basé sur la détection spécifique d'anticorps de la classe des IgM dans le sérum ou le liquide céphalorachidien (LCR) par une immunocapture ELISA. Il peut aussi être réalisé en montrant une augmentation du titre en anticorps IgG entre la phase aiguë et la phase de convalescence. Un problème de cette sérologie est son incapacité à distinguer

les virus de même complexe que sont le VESL et le VEJ. De plus, des titres bas d'IgM spécifiques ont été rapportés chez des patients plus d'un an après l'infection, ce qui démontre que la présence d'IgM ne marque pas forcément une infection récente. En cas de recherche d'IgM positive, il faut confirmer le diagnostic par la séroneutralisation, seule capable de détecter spécifiquement des anticorps neutralisants contre le VWN et de différencier des *Flavivirus* proches.

2. **Diagnostic direct.** – Comme la virémie chez l'homme est très généralement basse et de courte durée, il est rarement possible d'isoler le VWN à partir du sang (sérum ou plasma) ou du LCR des patients souffrant d'encéphalite. L'isolement du virus peut se réaliser à partir de sang ou de sérum prélevés, soit très précocement au cours de l'infection, c'est-à-dire dès le début de la phase fébrile, soit au cours d'une réplication virale prolongée, chez les immunodéprimés par exemple. Chez le cheval, également cul-de-sac épidémiologique, la virémie est, comme chez l'homme, de courte durée. Ainsi, dans des infections expérimentales, elle a duré environ six jours et a été de faible intensité.

Une méthode de choix pour le diagnostic direct est l'amplification par la PCR qui est très sensible et très spécifique. Cependant, comme toutes les techniques applicables au diagnostic direct, son usage est limité par la fugacité de la virémie. Dans les autopsies des cas mortels, le virus peut être mis en évidence dans le cerveau.

IV. – Le traitement et la prévention

1. **Médicaments antiviraux et anticorps thérapeutiques.** – Compte tenu de la localisation de l'infection (le système nerveux central) et des dommages qu'elle

cause, la thérapeutique préventive ou curative contre le VWN est rendue difficile : l'accès à ces territoires peut être difficile pour les molécules employées. En culture cellulaire, des analogues nucléosidiques sont capables d'inhiber la réplication du VWN. Cependant, la ribavirine n'a pas montré d'efficacité sur la réduction des symptômes et sur la virémie dans des modèles animaux d'infection. Dans le même sens, une évaluation rétrospective du traitement à la ribavirine, administrée à des patients au moment d'une des épidémies en Israël, n'a pas permis de montrer d'association entre ce traitement et les chances de survie du patient. D'autres molécules, comme des inhibiteurs de glycosidases, sont capables d'activité antivirale contre des *Flavivirus* du même complexe (VEJ) en culture cellulaire, voire *in vivo* chez la souris.

Plusieurs études ont montré que les anticorps neutralisants sont protecteurs chez l'animal contre une inoculation volontaire. En administration curative, l'efficacité de ces anticorps diminue rapidement avec le temps qui la sépare du moment de l'infection.

L'interféron est efficace contre le VWN *in vitro* et les molécules capables d'induire sa synthèse se sont montrées efficaces lors de traitement d'animaux atteints d'infection à *Flavivirus.* Comme pour les anticorps, l'administration de ces molécules est d'autant moins efficace qu'elle est tardive par rapport au moment de l'infection et une étude sur l'administration d'interféron alfa-2 dans la phase tardive d'encéphalite au VEJ chez l'homme a montré son inefficacité dans ce cadre.

2. **Vaccination.** – De grands progrès ont été enregistrés dans le développement de vaccins contre le VWN.

Chez le cheval, un vaccin inactivé qui a été mis sur le marché aux États-Unis en 2001 a été plus largement utilisé à partir de l'année suivante. Cependant, le taux d'anticorps baisse rapidement, ce qui requiert un rappel annuel. La connaissance de l'efficacité de ce vaccin sur le terrain est limitée à une seule étude qui indique que la vaccination avec ce produit aurait divisé par trois le nombre de cas équins entre 2002 et 2003. Ce vaccin inoculé à des flamants du Chili ou à des buses à queue rousse n'a pas induit d'anticorps neutralisants. Un vaccin recombinant à *poxvirus* du canari a reçu une autorisation de mise sur le marché vétérinaire en Europe et aux États-Unis.

Chez l'homme, aucun vaccin n'a reçu une telle autorisation mais il y a des candidats intéressants, à commencer par un vaccin à virus inactivé sur le modèle vétérinaire équin ou sur le modèle du vaccin contre le VEJ qui est utilisé en Asie ou contre le virus de l'encéphalite à tiques. Bien que ces derniers soient efficaces contre leur virus respectif, le fait que le vaccin inactivé équin n'induise pas de fort taux d'anticorps et nécessite des rappels fréquents pose la question de la pertinence de l'approche à vaccin inactivé pour le VWN. Le vaccin inactivé contre le VEJ n'induit pas d'anticorps neutralisant croisé contre le VWN.

V. – Le virus

Le VWN appartient au complexe du VEJ au sein du genre *Flavivirus*. Ce dernier regroupe près de 80 virus parmi lesquels nombreux sont les arbovirus infectant l'homme, en premier lieu le virus de la fièvre jaune et celui de la dengue. Les virions sont sphériques et enveloppés, mesurent 50 nm de diamètre et leur génome est constitué d'ARN simple brin de polarité positive. Long de 11 000 à 12 000 nucléotides, il comporte une seule phase ouverte de lecture qui code une polyprotéine. Cette dernière est clivée par une protéase virale en dix protéines dont sept non incorporées dans les particules virales et trois protéines présentes dans les virions (core C, membrane M et enveloppe E). La glycoprotéine E est impliquée dans l'entrée du virus dans la cellule hôte et dans l'induction d'anticorps protecteurs. Comme la plupart des virus à ARN, la réplication virale se déroule dans le noyau en étroite association avec le réticulum endoplasmique. L'assemblage du virus se réalise dans ce compartiment de la cellule et les néovirions sont libérés dans le milieu extérieur.

VI. – **Analyse phylogénique**

L'analyse du génome complet de la souche prototype de VWN New York 1999 (NY99) isolée d'un flamant du zoo du Bronx est très proche d'une souche isolée d'une oie en 1998 en Israël, ce qui indique que le virus a été introduit aux États-Unis peu avant l'épisode new-yorkais de 1999. Ce résultat est cohérent avec l'absence d'anticorps anti-VWN avant 1999 chez les individus testés.

L'analyse initiale des séquences a révélé que les souches isolées d'oiseaux sur la côte est des États-Unis étaient presque identiques à la souche NY99. Elles ont aussi montré que cette souche a diffusé vers l'ouest entre 2000 et 2002. Des études plus récentes ont montré qu'un variant nord-américain a émergé depuis 1999 en supplantant la souche initiale NY99. D'autres variants génétiques ont été identifiés : un sur la côte sud-est du Texas et un autre au Mexique. Les différences génétiques faibles entre les variants suggèrent qu'il se produit un glissement génétique mais qu'il n'y a pas de pression de sélection forte.

VII. – Réservoir, origine et évolution du virus

La plupart des études phylogénétiques sur les *Flavivirus* suggèrent qu'ils auraient l'Afrique pour origine et qu'ils auraient ensuite essaimé sur les autres continents.

Il semble que l'évolution des virus de ce genre soit en grande partie déterminée par leur vecteur arthropode. Dans les premières classifications, les virus qui avaient les mêmes vecteurs étaient groupés car proches entre eux sur le plan antigénique. Il y avait ceux transmis par les tiques, ceux par les moustiques et ceux sans vecteur. Les études phylogénétiques ont confirmé ce groupage. Selon une des théories de l'évolution des *Flavivirus,* les deux groupes, celui ayant les tiques pour vecteurs et celui ayant les moustiques, ont évolué à partir d'un ancêtre commun. Cet ancêtre se serait adapté, indépendamment, d'une part aux tiques et de l'autre aux moustiques. Cependant, certains virus, comme le VWN par exemple, peuvent être transmis par un autre vecteur que leur arthropode de prédilection. De manière générale, les arbovirus à ARN évoluent moins vite que les autres ribovirus, sans doute à cause des contraintes additives des hôtes vertébrés et vectoriels.

Le potentiel d'évolution des *Flavivirus* à moustiques, comme le VWN, est un élément de préoccupation pour l'avenir épidémiologique des infections animales et humaines dues à ces virus. Avec l'accroissement de l'éventail de leurs vecteurs moustiques possibles, les *Flavivirus* à moustiques ont accru leur diversité. Le VWN a été isolé de 11 genres de moustiques parmi lesquels *Culex, Aedes* et *Anopheles.* Seuls les moustiques qui répliquent le virus et le transportent vers leurs glandes salivaires sont des vecteurs compétents, les *Culex sp.* étant probablement les plus efficaces.

Comme le VWN continue de s'étendre dans l'hémisphère occidental, il est probable que sa circulation va y devenir permanente. En Amérique du Nord, d'autres *Flavivirus* existent dans le même écosystème que le VWN. Il est possible que l'immunité des hôtes invertébrés à ces autres flavivirus offre une immunité partielle également au VWN, modulant ainsi la circulation de ce nouveau venu. Une question capitale est encore sans réponse : le VWN va-t-il devenir endémique ou épidémique aux États-Unis ? L'épidémiologie de deux virus du même complexe indique que les deux sont possibles. Le VESL est endémique avec peu de cas et cause des épidémies rares et limitées aux États-Unis tandis que le VEJ est épidémique dans certaines parties de l'Asie. L'implantation réussie et rapide du WVN aux États-Unis laisse à penser qu'il a la possibilité d'y devenir épidémique avec des épidémies annuelles. Ces dernières augmenteront-elles avec la circulation de ce virus sur la côte ouest et s'étendront-elles à l'Amérique du Sud ? En Europe et en Asie, la circulation de ce virus va-t-elle également s'étendre ?

Devant ces questions et les premiers éléments de réponse, le besoin de vaccins et de traitements devient de plus en plus important à mesure que le virus étend son aire de répartition mondiale.

Chapitre VI

LA VARIOLE DU SINGE OU LE VIRUS MONKEYPOX : DES RONGEURS AFRICAINS AUX ENFANTS AMÉRICAINS, UNE ÉMERGENCE RÉUSSIE MAIS LIMITÉE

I. – Historique

C'est en 1958, dans l'animalerie d'un institut de recherche de Copenhague spécialisé dans la fabrication de vaccins, que survinrent deux petites épidémies d'une maladie cutanée pustuleuse alors inconnue et qui, cliniquement, ressemblait fortement à la variole. La recherche de la cause de ces épidémies, qui touchèrent des singes macaques importés de Singapour, permit l'isolement d'un nouveau virus, proche de celui de la variole. Il fut donc appelé le virus monkeypox qui signifie, littéralement, « le virus de la variole du singe ». Par la suite, une dizaine d'autres épidémies survinrent dans les années 1960-1970 dans des colonies de différentes espèces de singes captifs, d'origine asiatique ou africaine. Ces épidémies touchèrent aussi bien l'Amérique du Nord que l'Europe dont la Hollande et la France avec, en particulier une épidémie à l'Institut Pasteur chez des chimpanzés originaires de Sierra Leone.

Il fallut attendre 1970 pour que soit décrit le premier cas d'infection humaine par ce virus. Il s'agissait d'une éruption cutanée varioliforme associée à la présence d'une otite, d'une mastoïdite et de ganglions, surtout cervicaux, chez un jeune enfant de 9 ans hospitalisé dans la ville de Bassankussu, située dans la province de l'Équateur, une région forestière de l'ex-Zaïre. L'examen de prélèvements des lésions cutanées croûteuses permit l'isolement d'un virus monkeypox. Fait intéressant, cet enfant était le seul de sa famille à ne pas avoir été vacciné contre la variole. À cette époque, un des buts majeurs de l'OMS était d'éradiquer la variole, un des fléaux majeurs de l'humanité pendant des millénaires, de la surface du globe. Rappelons que la variole, causée par un virus strictement humain, n'a donc pas de réservoir animal et que sa transmission est uniquement interhumaine. Ses formes cliniques inapparentes sont exceptionnelles et ne sont pas associées à la transmission du virus. Une campagne mondiale de vaccination contre la variole, associée à la recherche très active et à l'isolement des foyers résiduels et des cas sporadiques de cette maladie, fut donc entreprise dès 1958. La découverte d'une éruption varioliforme dans ce contexte en 1970 était donc préoccupante, d'autant qu'aucun cas de variole n'avait été diagnostiqué depuis 1968 dans cette région. Après ce cas initial de monkeypox, quelques centaines d'autres cas sporadiques d'une telle infection furent diagnostiquées durant les années 1970-1980 en Afrique de l'Ouest (Sierra Leone, Côte-d'Ivoire...) mais surtout en Afrique centrale (Gabon, Cameroun et principalement au Zaïre).

C'est en 1996-1997, encore au Zaïre (aujourd'hui République démocratique du Congo), que survint pour la première fois une véritable épidémie d'infection humaine par le monkeypox avec 92 cas initialement décrits en février 1997, suivis de 419 autres cas rapportés en octobre de la même année par une seconde mission de l'OMS. Le bilan de ces deux flambées épidémiques qui touchèrent plus de 500 personnes vivant dans des villages isolés du Kassai oriental (en plein centre du Zaïre) se solda par quelques dizaines de décès. Le taux de mortalité était faible, variant de 1 % à 3 % selon les villages. Par la suite, le virus monkeypox ne fit plus beaucoup parler de lui, même si quelques cas sporadiques d'infection humaine et une nouvelle épidémie, certes de plus faible ampleur (quelques dizaines de cas), survint en 2001. Mais tout cela ne touchait toujours que le Zaïre, et toujours une région isolée, celle de l'Équateur, comme pour le premier cas en 1970.

La situation changea brutalement en mai 2003 et le monkeypox fit alors la Une non seulement des grands journaux médicaux, mais aussi, rapidement, des plus importants médias américains. L'infection par le monkeypox avait en effet atteint les États-Unis. En mai et juin 2003, survint une épidémie par ce virus qui toucha 81 personnes, dont de nombreux enfants, dans plusieurs états du centre de l'Amérique. Nous verrons plus bas comment le virus monkeypox est sorti des grandes forêts africaines, a franchi l'Atlantique par l'intermédiaire de cargos transportant des rongeurs infectés, et a finalement atteint, heureusement sans trop de gravité, de jeunes Américains.

II. – Aspects cliniques

Les aspects cliniques de l'infection humaine par le monkeypox furent pour la première fois bien décrits grâce au programme prospectif de surveillance intensive des cas de variole, institué par l'OMS, dans différentes régions forestières du Zaïre, durant les années 1980-1985. Cette surveillance permit en effet de détecter et d'examiner 282 personnes souffrant d'une infection par le monkeypox, la plupart de ces patients ayant été vus durant la phase active de la maladie et non pas dans un cadre rétrospectif. Chez la majorité des patients, l'éruption cutanée a été précédée par une période de deux à trois jours pendant laquelle le patient a eu une fièvre élevée et s'est plaint de fatigue avec des céphalées, des lombalgies et d'une sensation de malaise. De plus, la présence de ganglions est fréquente durant cette période pré-éruptive. Ces ganglions localisés (sous-mandibulaires, cervicaux, axillaires, inguinaux...) ou disséminés sont assez typiques de l'infection par le monkeypox alors qu'ils sont très rares dans le cas de la variole et de la varicelle.

L'éruption cutanée typique commence par des lésions maculo-papulaires de 2 à 5 mm de diamètre, surtout au niveau de la face, et s'étend ensuite généralement de façon centrifuge. L'évolution de ces lésions se fait sur une période de deux à quatre semaines : de papuleuses, elles deviennent vésiculeuses puis pustuleuses et, enfin, croûteuses. Les cicatrices de dépigmentation sont importantes. Dans la plupart des cas, l'intensité de la fièvre, la sévérité des symptômes et la durée de la maladie sont proportionnelles à la densité des lésions cutanées dont le nombre peut atteindre plusieurs milliers. Une conjonctivite et un œdème de la paupière sont fréquents de même qu'une toux. Il n'y a pas de signes hémorragiques. Plusieurs diagnostics différentiels importants peuvent être discutés devant une telle éruption vésiculo-pustuleuse, dont la variole (disparue depuis 1980) et la varicelle, mais aussi des réactions cutanées à certains médicaments, des dermatites herpétiformes... Le pronostic dépend avant tout de la présence de complications sévères, en particulier infectieuses, au niveau des lésions cutanées mais aussi des broncho-pneumopathies et des signes digestifs graves. La létalité, qui touche avant tout les enfants, est de l'ordre de 10 % chez les patients non vaccinés contre la variole. Il est vite apparu au cours de ces enquêtes que les patients qui avaient été auparavant vaccinés contre la variole (cicatrice visible) faisaient une maladie cliniquement moins grave (aucun décès dans ce groupe) avec des lésions cutanées plus modérées et des adénopathies moins fréquentes. Dans ce cas, le principal diagnostic différentiel restait la varicelle. Les aspects cliniques de la principale épidémie de 1996-1997 ont été moins étudiés car il s'agissait, dans ce cas principalement, d'une étude rétrospective ; seuls de rares patients avaient été examinés durant la phase active éruptive de la maladie.

Enfin, concernant l'épidémie qui survint aux États-Unis en 2003, les signes cliniques étaient similaires à ceux décrits chez les Africains (fièvre, présence de ganglions, signes respiratoires et surtout éruption ressemblant à la variole). Néanmoins, la maladie était cliniquement moins sévère ; moins d'un quart des patients furent hospitalisés et il n'y eut aucun décès parmi les 72 patients américains. Il est vrai que la rapidité du diagnostic et surtout la qualité de la prise en charge des patients et du suivi clinico-biologique n'avaient rien de comparable, aux États-Unis en 2003, avec ce des régions reculées et dangereuses du Zaïre vingt ans plus tôt, malgré les efforts et le courage des équipes de l'OMS et du personnel local.

III. – Épidémiologie descriptive et modes de transmission

Nous verrons tout d'abord les données issues des travaux principalement réalisés dans l'ex-Zaïre. Dans ce cas, la maladie survient dans les deux sexes et chez des personnes de tous âges. Cependant, les enfants représentent la plupart des cas (90 %). La période d'incubation après le contact infectant est de l'ordre de dix-quatorze jours et la maladie est contagieuse durant la première semaine de l'éruption cutanée. Concernant la transmission virale, il faut noter que, parmi les 47 premiers cas vus chez l'homme de 1970 à 1979, il y eut uniquement 4 cas probables de transmissions interhumaines secondaires sans contact avec un animal infecté. Par la suite, sur les 155 premiers cas décrits jusqu'en 1983, 20 % et 4 % de patients furent respectivement des cas secondaires ou tertiaires. La transmission interhumaine directe était donc assez faible, contrastant de façon drastique avec les données connues pour la variole où celle-ci est majeure. Cela changea lors de l'épidémie de 1996-1997, où 78 % des cas furent considérés comme étant des cas secondaires avec une contamination interhumaine directe, responsable dans certains cas de véritables petits foyers épidémiques dans certaines maisons. Que s'était-il passé en quelques années ? S'agissait-il de nouvelles souches virales plus transmissibles ? Probablement non, car les études moléculaires montrèrent que les souches de l'épidémie de 1996-1997 étaient identiques à celles des années et décennies précédentes. La population était-elle plus réceptive ? Probablement oui. Il fut suggéré que cette augmentation de la transmission interhumaine pouvait être liée à la baisse générale de l'immunité antivariolique dans les populations locales, consécutive à l'arrêt de la vaccination antivariolique. En 1996-1997, il existait, dans les familles de patients index atteints, une plus grande proportion de personnes non vaccinées contre la variole par rapport aux années 1970-1980. En effet, on observe une immunité croisée entre la variole et le monkeypox, ce qui fait que des personnes vaccinées contre la variole sont beaucoup moins sensibles à l'infection par le monkeypox ou développent, quand elles sont infectées, une maladie moins sévère.

Que s'est-il passé réellement durant l'épidémie des États-Unis en 2003 ? Cet épisode toucha 72 personnes, des deux sexes, âgés en moyenne de 28 ans (de 1 à 51 ans). Dans tous les cas, un contact direct avec un animal infecté (soit animal d'importation d'origine africaine, soit, plus souvent, des chiens de prairies secondairement infectés aux États-Unis, comme nous le reverrons plus loin) fut responsable de la transmission chez l'homme. Il n'y eut aucun cas secondaire de transmission interhumaine prouvée. Enfin, l'incubation après le contact infectant était en moyenne de quatorze jours, ce qui était similaire à ce qui avait été observé au Zaïre.

Il apparaît de façon évidente que la majorité des infections primaires, acquises au contact d'un animal infecté, n'aboutissent pas à une seule infection secondaire interhumaine chez les sujets contacts. L'infection par le monkeypox semble donc incapable, pour le moment, de se maintenir dans l'espèce humaine par transmission interhumaine sans renouvellement constant de contacts avec des animaux infectés.

IV. – Virologie

Le virus *monkeypox* fait partie de la famille des *Poxviridae* et de la sous-famille des *Chordopoxvirinae.* Ces derniers sont capables d'infecter l'homme et certains animaux domestiques ou sauvages, contrairement aux *Entomopoxvirinae* qui infectent exclusivement des insectes. Le monkeypox fait partie du genre *Othopoxvirus* qui, entre autres, comprend aussi le virus de la variole, celui de la vaccine (virus vaccinal), du cowpox (virus de la vache) et du camelpox (virus du chameau et du dromadaire).

En microscopie électronique, le monkeypox apparaît sous forme d'une petite brique d'environ 350 nm sur 250 nm. Le virion est entouré d'une membrane externe sur laquelle sont placés des tubules. Il renferme une nucléocapside dans une structure appelée le core du virus. Le génome viral, dont la première séquence complète fut réalisée en 2001, est constitué d'un ADN linéaire, double brin, de près de 200 kb, terminé à ses deux extrémités par des structures en boucles, précédées de séquences répétées inversées. Le génome code environ 190 gènes. Il possède une région centrale conservée entre les différents *Othopoxvirus,* codant les protéines essentielles à la réplication virale (protéines de structure et enzymatiques) alors que les extrémités contiennent plutôt des gènes à l'origine de protéines capables de moduler les réponses inflammatoires et immunes de l'hôte infecté ainsi que des gènes de virulence.

La comparaison du génome du monkeypox avec les séquences des souches prototypes de virus de la variole a montré que la région centrale très conservée avait une homologie de plus de 96 %, alors que les deux régions terminales externes, beaucoup plus divergentes, possédaient des homologies allant de 83 à 93 % selon les gènes étudiés. Les études phylogénétiques ont monté que le monkeypox et le virus de la variole avaient probablement évolué de façon indépendante à partir d'un lointain ancêtre commun ressemblant au cowpox.

V. – **Méthodes diagnostiques**

Tous les cas suspects d'infection par le monkeypox doivent être référés à l'autorité médicale locale dans les plus brefs délais. De plus, même si le diagnostic peut être fortement suspecté sur des arguments cliniques et épidémiologiques, il doit absolument être confirmé par des examens de laboratoire. Les prélèvements à réaliser sont, bien sûr, avant tout cutanés, au niveau des lésions vésiculeuses, pustuleuses ou des croûtes. Il peut aussi s'agir d'une biopsie cutanée ou d'un prélèvement sanguin. Selon le type de prélèvements, pourront être réalisés une étude en microscopie électronique montrant des particules « en brique » de type *othopoxvirus* mais sans spécificité aucune pour le monkeypox, mais surtout des cultures et des techniques moléculaires. Le monkeypox pousse sur certaines lignées cellulaires et sur la membrane chorio-allantoïque d'œuf embryonné, y générant un effet cytopathogène typique sous formes de petites taches, les « pocks », d'où le nom de cette famille dont l'aspect est différent selon l'*Orthopoxvirus* en cause. Les techniques moléculaires de type PCR classique, et plus récemment de PCR en temps réel, constituent actuellement les meilleurs outils pour le diagnostic et l'identification précise d'une infection par le monkeypox. De nombreux protocoles existent et plusieurs gènes différents peuvent être amplifiés. Enfin, les techniques de diagnostics purement sérologiques sont encore difficiles.

VI. – **Histoire naturelle, écologie, réservoir animal**

Le virus monkeypox fut, comme nous l'avons vu, initialement isolé chez des singes macaques d'origine asiatique, en 1970, au Danemark. Par la suite, plusieurs autres isolats furent réalisés à partir d'autres espèces de singes, toujours en captivité, originaires d'Afrique. Dans tous les cas, ces animaux étaient malades et souffraient d'une éruption pustuleuse ressemblant à la variole. Rapidement se posa donc la question de savoir si ces animaux étaient les véritables réservoirs de virus ou uniquement, comme l'homme, des hôtes passagers susceptibles d'être malades. Dès les premiers cas décrits d'infection humaine, les enquêtes épidémiologiques avaient bien montré que les sujets malades avaient eu des contacts avec des animaux de la brousse et de la forêt avoisinantes, en particulier lors d'activités de chasse, très fréquentes dans ces régions. De plus, certains animaux, en particulier des singes, pouvaient présenter des éruptions pustuleuses. C'est ainsi que plusieurs enquêtes sérologiques furent réalisées, sous l'égide de l'OMS, chez de nombreuses espèces d'animaux (rongeurs, singes, antilopes, écureuils, oiseaux, etc.) prélevés dans la nature en Afrique de l'Ouest et centrale et souvent chassés par les populations villageoises. De nombreux animaux, dont des écureuils et des rats de Gambie, avaient des anticorps, mais l'absence de grande spécificité, pour le monkeypox, des tests sérologiques utilisés ne permettait pas de tirer des conclusions définitives concernant le rôle de réservoir de l'une ou l'autre de ces espèces. Les essais initiaux d'isolement viral du monkeypox, sur cultures cellulaires, chez des animaux prélevés dans la nature furent négatifs et il fallut attendre 1986 pour que soit réalisé avec succès le premier isolat de monkeypox chez un animal sauvage. Il s'agissait d'un écureuil arboricole *(Funisciurus anerythrus)* qui présentait une éruption cutanée. Ce virus fut isolé de différents organes de cet animal dont le sérum possédait de forts titres d'anticorps dirigés spécifiquement contre le monkeypox. Un autre écureuil de la même espèce et recueilli dans la même région de Yambuku au Zaïre avait aussi des anticorps spécifiques.

L'histoire naturelle de l'infection humaine en Afrique peut se résumer ainsi : à partir des réservoirs naturels que sont certains écureuils de forêt et des rats, il y a infection de différentes espèces de singes et d'antilopes. Ces animaux constituent un gibier de choix pour l'homme dans ces régions, et c'est donc à l'occasion d'activités de chasse que les hommes s'infectent.

Une infection directe à partir de réservoirs, dont certains sont certainement encore inconnus, peut très probablement survenir, en particulier durant les périodes de famine, de troubles ethniques et politiques.

Que s'est-il passé lors de l'épidémie de 2003 aux États-Unis ? La source de l'infection fut rapidement identifiée, il s'agissait d'une cargaison de plusieurs centaines de rongeurs sauvages dont des rats de Gambie *(critcetomys gambianus)* et d'écureuils arboricoles qui provenaient du Ghana, en Afrique de l'Ouest. Ces animaux, dont certains étaient porteurs du virus (cela a été confirmé), ont par la suite contaminé de nombreux chiens de prairie *(Cynomus sp.)* dans les magasins vendant des animaux de compagnie aux jeunes Américains. Plusieurs chaînes épidémiologiques précises ont ainsi pu être reconstituées. Elles avaient toujours comme point de départ un lien original avec un importateur d'animaux du Texas, où avait transité la cargaison de près de 800 rongeurs du Ghana. C'est donc en achetant des chiens de prairie, animaux uniquement américains, que les enfants furent contaminés par un virus exclusivement présent à l'état endémique chez certains rongeurs des blocs forestiers d'Afrique de l'Ouest et centrale. Aucun cas de transmission chez l'homme lors de cette épidémie aux États-Unis ne fut directement lié à un contact avec un animal importé.

VII. – **Traitement et prévention**

Au niveau préventif, il fut reconnu dès les premières études au Zaïre que la vaccination contre la variole avait un effet protecteur important contre l'infection par le monkeypox. Les études épidémiologiques montrèrent que la présence d'une cicatrice de vaccination antivariolique conférait 85 % de protection contre le monkeypox. Une telle vaccination est actuellement préconisée dans le cadre de personnes qui pourraient, du fait de leur activité professionnelle, avoir un contact avec des animaux infectés (vétérinaires...). Cette vaccination peut aussi être envisagée, mais plus rarement, après un contact infectant potentiel.

Au niveau thérapeutique, il n'y a pas de traitement dont l'efficacité ait été prouvée concernant l'infection par le monkeypox chez l'homme. L'utilisation du Cidofovir, molécule antivirale ayant un large spectre d'action contre de nombreux virus à ADN, dont les poxvirus, est suggérée dans certains cas d'infection sévère.

À long terme, le monkeypox pourrait envahir une niche laissée vacante par l'éradication de la variole et de son virus.

CONCLUSION

Les histoires de virus que nous avons choisis en fonction de leur importance en termes de santé publique ou pour leur caractère exemplaire et didactique ne constituent, bien sûr, qu'un bref aperçu des émergences virales passées, actuelles et surtout des potentialités futures de celles-ci. La biodiversité virale est immense et la majorité des virus existants n'a probablement pas encore été découverte. De plus, l'évolution génétique des virus est un phénomène constant et continu qui explique que de très nombreux nouveaux virus – ou, tout au moins, des variants des virus existants – sont générés chaque jour sous l'action de nombreux processus de sélection. Cette plasticité des génomes viraux explique la phénoménale capacité d'adaptation évolutive des virus. La diversité des hôtes réservoirs (en particulier dans le règne animal) pouvant être à l'origine d'une émergence virale chez l'homme est, elle aussi, gigantesque. À titre d'exemple, les rongeurs et les chauves-souris, dont nous avons déjà vu l'importance comme réservoirs de virus (Ebola, *sin nombre,* Nipah...), sont très probablement les réservoirs de certaines des émergences virales de demain. Enfin, la diversité culturelle, comportementale, socio-économique et environnementale des populations humaines, également en constante évolution et mutation, accroît chaque jour la part de responsabilité de l'homme dans les mécanismes d'émergence. Le réchauffement de la planète, la déforestation, l'accroissement démographique, les mouvements de populations, les nombreux conflits armés, la rapidité toujours croissante des moyens de transport et certains aménagements du territoire à grande échelle ne sont que quelques exemples de facteurs qui, en modifiant les équilibres de plus en plus précaires de nos écosystèmes, risquent de favoriser de nombreuses nouvelles émergences virales.

D'importants efforts sont actuellement mis en œuvre sous l'égide de l'OMS et de plusieurs organisations intergouvernementales pour essayer de mieux comprendre et donc de prévenir, ou tout au moins de limiter autant que faire se peut, les émergences de demain. Ces approches sont basées sur la création de réseaux de surveillance et de veille épidémiologique, sur la constitution de laboratoires de virologie compétents et rapidement réactifs, mais aussi sur le développement de moyens d'intervention adaptés à toute nouvelle situation visant sur le terrain à limiter la diffusion d'une émergence potentielle. Plus en amont encore, les prémices d'une veille microbiologique, domaine qui étudie la biodiversité microbienne avant même que les processus d'émergence ne soient enclenchés, s'esquissent. Une telle veille constitue un immense chantier. Elle devrait, dans un premier temps, être envisagée dans le cadre de certains réservoirs animaux (rongeurs, arthropodes chauves-souris, singes par exemple...).

Mais toute prédiction précise dans le domaine de l'émergence virale reste un exercice extrêmement difficile, en particulier pour apprécier les risques pour la santé publique et dans le domaine économique.

Quel pourrait être alors le portrait-robot du prochain virus émergent ? Dans le cadre d'une émergence de connaissance (découverte d'un nouveau virus associé à une maladie connue), les « favoris » seraient sans doute de nouveaux herpèsvirus ou des rétrovirus dans certaines maladies tumorales. Dans le cadre d'une réelle émergence (virus et maladie inconnue auparavant, comme le SRAS ou le sida), il s'agira probablement d'un virus à ARN, dont la plasticité génomique est beaucoup plus grande que dans le cas des virus à ADN. Ce virus pourrait avoir un réservoir animal – pourquoi pas un rongeur, une chauve-souris ou un arthropode ? Enfin, ce virus pourrait être transmis par un moustique, et l'émergence pourrait résulter de changements de certains écosystèmes où le développement de l'agriculture et la déforestation sont importants. Ce virus viendrait plutôt d'une zone tropicale en Asie du Sud-Est ou en Amérique du Sud.

Malgré ce portrait-robot et les nombreux travaux sur les facteurs et mécanismes de l'émergence, personne ne peut prédire ni où, ni quand, ni comment surviendra la prochaine émergence virale, ni surtout quelles en seront les conséquences. La possibilité d'une diffusion massive de la grippe aviaire liée à une transmission interhumaine accrue est un des plus beaux exemples d'une telle situation d'attente, avec un nombre toujours importants d'inconnues et donc une angoisse légitime des acteurs de santé publique. Qui aurait pu par ailleurs prédire que le virus chikungunya (arbovirus de la famille des Alphavirus transmis par des moustiques) provoquerait début 2006 une épidémie de grande ampleur (plus de 10 % de la population touchée) dans l'île de la Réunion ?

Charles Nicolle, directeur de l'Institut Pasteur de Tunis et prix Nobel de médecine en 1928, écrivait dès 1930, dans *Naissance, vie et mort des maladies infectieuses* : « Il y aura donc des maladies nouvelles. C'est un fait fatal. Un autre fait, tout aussi fatal, est que nous ne saurons jamais les dépister dès leur origine, que, lorsque nous en aurons notion, elles seront déjà toutes formées, adultes, pourrait-on dire. (...) Comment les reconnaîtrions-nous, comment soupçonnerions-nous même leur existence avant qu'elles aient revêtu leur costume de symptômes ? Il faut donc aussi bien se résigner à l'ignorance des premiers cas évidents. Ils seront méconnus, confondus avec des maladies déjà existantes et ce n'est qu'après une longue période de tâtonnements qu'on dégagera le nouveau type pathologique du tableau des affections déjà classées. » Si l'apparition de nouvelles maladies reste une fatalité, l'analyse des mécanismes complexes de l'émergence des virus comme le développement de coopérations entre les différents acteurs de la santé devraient permettre de réduire la « période de tâtonnements ».

BIBLIOGRAPHIE

SITES INTERNET

En français

www.pasteur.fr
www.who.int
www.oie.int
www.invs.sante.fr

En anglais

www.cdc.gov
www.promedmail.org
http://www.virology.net
www.sarsreference.com

OUVRAGES

Bricaire François, *SRAS, peumonie atypique,* L'Archipel, 2003.

Chastel Claude, *Histoire des virus : de la variole au sida,* Société nouvelle des Éditions Boubée, 1992.

Hannoun Claude, *La grippe et ses virus,* PUF, « Que sais-je ? », 2e éd., 1996.

Huraux J.-M., Nicolas J.-C., Agut H., Peigue-Lafeuille H., *Traité de virologie médicale,* Éd. ESTEM, 2003.

Morse Stephen S., *Emerging Viruses,* Oxford University Press, 1996.

Nicolle Charles, *Naissance, vie et mort des maladies infectieuses,* Librairie Félix Alcan, « Nouvelle collection scientifique », 1930.

Rodhain François, Saluzzo Jean-François, *Le mystère des épidémies,* Éd. Pasteur, 2005.

Saluzzo Jean-François, *La guerre contre les virus,* Plon, 2002.

Saluzzo Jean-François, Vidal Pierre et Gonzalez Jean-Paul, *Les virus émergents,* IRD, 2004.

ARTICLES DE REVUE

Di Giulio D. B., Eckburg P. B., Human *monkeypox* : An emerging zoonosis, *Lancet Infect Dis,* 2004, janvier 4 (1), 15-25.

Girard M., Les maladies infectieuses émergentes, *Médecine Sciences,* 8-9, 16, 2000, p. 883-891.

Gonzalez J.-P., Herbreteau V., Morvan J., Leroy E.-M., Ebola virus circulation in Africa : A balance between clinical expression and epidemiological silence, *Bull. Soc. Pathol. Exot.,* 98 (3), septembre 2005, 210-217.

Granwehr B. P., Lillibridge K. M., Higgs S., Mason P. W., Aronson J. F., Campbell G. A., Barrett A. D., West Nile virus : Where are we now ? *Lancet Infect Dis,* 4 (9), septembre 2004, 547-556.

Kellam P., Emerging viruses : Their diseases and identification, in *HIV and the New Viruses,* 1999, 2e éd., Academic Press, chap. 24, p. 521-537.

Pourrut X., Kumulungui B., Wittmann T., Moussavou G., Delicat A., Yaba P., Nkoghe D., Gonzalez J.-P., Leroy E.-M., The natural history of Ebola virus in Africa, *Microbes Infect,* 7 (7-8), juin 2005, 1005-1014.

Weiss R. A., McLean A. R., What have we learnt from SARS ?, *Philos. Trans. R Soc. Lond. B Biol. Sci.,* 29, 359 (1447), juillet 2004, 1137-1140.
Weiss R. A., McMichael A. J., Social and environmental risk factors in the emergence of infectious diseases, *Nat. Med.,* 10 (12 suppl.), décembre 2004, 70-76.
Nombreux articles en français, dans *La virologie,* Éd. John Libbey, Eurotext.

TABLE DES MATIÈRES

Imprimé en France
par Vendôme Impressions
Groupe Landais
73, avenue Ronsard, 41100 Vendôme
Mars 2006 — N° 52 898